冯世纶男科师徒经方验案

谢作钢　编著

全国百佳图书出版单位

中国中医药出版社

·北 京·

图书在版编目（CIP）数据

冯世纶男科师徒经方医案 / 谢作钢编著. —北京：
中国中医药出版社，2023.6
ISBN 978－7－5132－8079－2

Ⅰ.①冯… Ⅱ.①谢… Ⅲ.①中医男科学
Ⅳ.①R277.57

中国国家版本馆CIP数据核字（2023）第042983号

中国中医药出版社出版

北京经济技术开发区科创十三街31号院二区8号楼
邮政编码　100176
传真　010-64405721
河北品睿印刷有限公司印刷
各地新华书店经销

开本710×1000　1/16　印张8　字数149千字
2023年6月第1版　2023年6月第1次印刷
书号　ISBN 978－7－5132－8079－2

定价38.00元
网址　www.cptcm.com

服 务 热 线　010-64405510
购 书 热 线　010-89535836
维 权 打 假　010-64405753

微信服务号　zgzyycbs
微商城网址　https://kdt.im/LIdUGr
官 方 微 博　http://e.weibo.com/cptcm
天猫旗舰店网址　https://zgzyycbs.tmall.com

如有印装质量问题请与本社出版部联系（010-64405510）

冯世纶教授，中日友好医院主任医师，首都国医名师，北京冯世纶经方中医医学研究院院长，北京中医药大学传承博士后导师，北京中医药学会仲景学说专业委员会名誉主任委员，广州中医药大学中医临床经典研究所客座教授，美国加州中医药大学博士研究生导师，胡希恕名家研究室首席指导专家，欧洲经方中医学会专家顾问，加拿大中医经典学会名誉会长，南京中医药大学国际经方学院客座教授。20 世纪 70 年代，从事气管炎研究，获国家科技大会奖。90 年代从事类风湿研究，获卫生部科技进步奖。2020 年被授予"北京中医药学会突出贡献专家"称号。

冯世纶教授通过长期学习和整理胡希恕先生对经方的研究成果，并学习经典，考证前贤学术论著，明确了经方医学是不同于《黄帝内经》的医药学理论体系，率先明确提出中医有两大理论体系；长期举办国内、国际经方学习班，正本清源读懂《伤寒论》，使胡希恕先生学术得到国内外共识。先后发表《〈伤寒杂病论〉溯源》《〈伤寒杂病论〉是怎样撰成的》等论文，出版《经方传真》《百年百名中医临床家·胡希恕》《中国汤液经方》《经方六经类方证》《经方用药初探》《读懂伤寒论》《经方医学讲义》等专著。

为了继承和弘扬经方学说，冯世纶仍在继续整理、学习胡希恕先生遗作，并筹建北京冯世纶经方中医医学研究院，开门办学，守正创新，传承胡希恕先生学术思想，并形成一支年轻的经方传承团队，为经方的医教研、经方学术的传承和发展而努力。

作者简介

　　谢作钢，浙江省温州市中西医结合医院男科主任，主任医师；全国优秀中医临床人才，浙江省名中医；浙江中医药大学兼职教授，硕士研究生导师；中华中医药学会男科分会常委；中华中医药学会生殖医学分会常委；浙江省性学会性中医学专业委员会主任委员；浙江省中医药学会男科分会副主任委员；浙江省中西医结合学会男科分会副主任委员；浙江省中医药学会中医经典与传承研究分会常委；温州市中西医结合学会男科专业委员会主任委员。

　　发表论文 30 余篇（SCI 1 篇），主编《男科心悟》《男科经方手册》《养生有道话男科》等著作。创建系列男科内服和外治经验方，擅长中西医结合治疗男性性功能障碍、不育症、前列腺疾病、男性更年期综合征等，尤其注重经方男科运用。

内容简介

　　本书精选了 60 例冯世纶教授及弟子运用经方治疗男科疾病的临床验案。以方证分章（以方名首字母拼音为序），每个方证下有"方证解读"（包括方解、仲景书原文解读、方证要点、临证发挥）和"验案举隅"。在"方证解读"里突出冯世纶教授独特的经方领悟，做到简明扼要，通俗易懂；在"验案举隅"里，既有冯世纶教授严谨的辨六经、析八纲、方证对应，以及兼顾瘀血、痰饮、水湿的独特经方运用思维，又有灵活的经方运用技巧，能使读者对经方的魅力留下比较深刻的印象。本书力求内容翔实，切合实用，适用于中医临床医师，尤其是经方爱好者阅读。

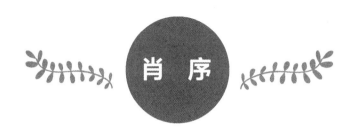

肖 序

男科是一个既古老又年轻的学科。溯源,在《黄帝内经·上古天真论》就有涉及生殖的论述,如"丈夫八岁,肾气实,发长齿更;二八,肾气盛,天癸至,精气溢泻,阴阳和,故能有子;三八,肾气平均,筋骨劲强,故真牙生而长极;四八,筋骨隆盛,肌肉满壮;五八,肾气衰,发堕齿槁;六八,阳气衰竭于上,面焦,发鬓颁白;七八,肝气衰,筋不能动;八八,天癸竭,精少,肾脏衰,形体皆极,则齿发去。肾者主水,受五脏六腑之精而藏之,故五脏盛,乃能泻。今五脏皆衰,筋骨解堕,天癸尽矣,故发鬓白,身体重,行步不正,而无子耳",但其真正作为独立学科的产生和发展则是近代的事。

1951 年我国始有男科学的术语;1985 年,在武汉召开的中华医学会内分泌学会第二次代表会议上我国第一个"男性学组"成立,表明男科作为独立学科的雏形形成;1995 年中华医学会男科学分会在北京成立,从此男科得以在全国蓬勃发展,其研究范围包括男性生殖结构与功能、男性生殖与病理、男性节育与不育、男性性功能障碍、男性生殖系统疾病和性传播疾病。经方大家冯世纶教授在我国男科学发展中所起到的推动作用功不可没。

《冯世纶男科师徒经方验案》一书写的是冯世纶教授和其弟子谢作钢主任医师在临床中运用"六经八纲方证"体系,辨治男性病的 60 个验案，其中包括冯世纶教授的医案39个，弟子谢作钢的医案21个。

　　冯世纶教授师从经方大师胡希恕先生，在五十余年的行医过程中，继承了胡希恕先生临证"先辨六经，再辨方证"的独特辨证体系，系统梳理总结了胡希恕先生对经方的理论研究和临床应用经验，考证了经方理论体系的形成，率先提出《伤寒论》属中医独特的经方理论体系的著名论点。冯世纶教授精通内、外、妇、儿、皮肤诸科，尤其擅长男科，将"六经八纲方证"体系娴熟地运用到男科疾病的诊治中，独树一帜，为我们深入理解浙派中医之绍派伤寒代表人物俞根初在《通俗伤寒论》中所说的"以六经钤百病"的学说思想提供了极好的佐证，是经方发挥的典范，其运用经方治疗男科疾病的学术思想和临证经验值得深入发掘，并推而广之。

　　谢作钢主任医师是浙江省著名的男科学科带头人之一。作为浙江省名中医和全国优秀中医临床人才，他博学善思，尤其重视《伤寒论》的学习和运用。他非常尊崇冯世纶教授在《伤寒论》研究和应用中所取得的成绩，虔诚拜其为师。在跟随冯世纶教授侍诊时，他细心领会老师的辨证思维和选方用药，感悟"六经八纲方证"体系在男科疾病诊治中的具体应用，并将其运用到自己的临床实践中。

　　临证跟师，聆听老师临证时的望闻问切，选方用药，是面对面的学习，看得真切，但匆忙之际，难于消化吸收；而夜深人静之时，研读老师的医案，在字里行间中深思，在有字之处读无字之旨，往往会有云开雾散之感悟。此乃不少名医得道之路，奇妙无穷。中医医案是医生诊疗过程的真实记录，是体现医者理论水平、技术能力，尤其是医学思想和辨证论治技巧的重要载体。国学大师章太炎曾言："中医之成绩，医案最著，欲求前人之经验心得，医案最有线索可寻，循此钻研，事半功倍。"

中医巨擘章巨膺也曾经说过："在中医书刊中，最有价值的资料，同时也是最能将理论和实际相互联系的首推是医案。""若要金针暗度，全仗叶案搜寻"是对叶天士医案的赞誉。清代医家吴鞠通在研读《临证指南医案》后，创造性地发挥，写出了《温病条辨》一书，更是流芳百世的佳话。可见中医医案是探取中医学真谛的独特宝库，整理研究中医医案是发展中医学术、提高临床水平的一条重要途径。缘于此，作者谢作钢从随诊冯老和自己临床过程中所积累的众多验案中，经过认真筛选，精选 60 个验案，编著成《冯世纶男科师徒经方验案》。

本书可贵之处是冯老对这个学生关爱有加，对书中所载的 60 个验案，逐一进行了审核认定，并对"方证解读""按语""临证发挥"等反复推敲，字斟句酌，字里行间体现了冯老的辨证方法和经验，对学生谢作钢学有所成，完成《冯世纶男科师徒经方验案》一书给以充分肯定。

本书既有冯老严谨的辨六经、析八纲、方证对应，以及兼顾瘀血、痰饮、水湿治疗男科疾病的独特经方运用思维，又有灵活的经方运用技巧，其编排以"类方证"为纲，将 60 个验案分布在 23 个类方证之中，体现了《伤寒论》简略有序、唯效是求的特色。作为一部男科验案专著，以"六经八纲方证"体系论治，平正通达，简明切用，具有较高的临床借鉴价值，也是师徒相长，美美与共的一部力作。

付梓之际，乐而为之序。

浙江省名中医研究院院长
浙江中医药大学原校长　　　肖鲁伟
浙江省中医药学会原会长

2022 年 12 月 21 日

于杭州

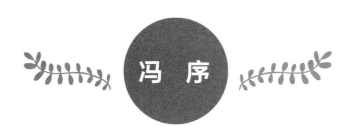

冯序

章太炎曰"中国医药，来自实验，信而有征，皆合乎科学"，显示民族自信十足，不但称赞中医是科学理论体系，而且标明中医是来自历代中医人不断的临床经验总结。谢作钢正是一个临床实验者，他10年前出版了《男科心悟》，为中西医结合大作，亦是专科大作，对中医广博深探，深受中医界广泛青睐。因热爱中医事业，他广拜名师，博览群书，紧密结合临床，不断探索，中医理论不断提高，注意从临床总结心得体会，今又推出新作《冯世纶男科师徒经方验案》。

本书突出特点，是从专科角度来探讨经方，诚实可赞。尤其可赞者，本书注重于经方理论的探讨。近来出现经方热，但受误读传统影响，以脏腑经络释经方，或困于中医西化专病专方，不仅临床疗效不济，更终不能识经方真谛。

谢子读经典，做临床，总结经验教训，从读仲景书做起，深刻理解原文，紧密结合临床，深入探讨经方理论，尤其学习和继承了胡希恕先生的学术思想，渐渐明晰经方之道，临床疗效亦大大提高。今集验案成册，飨于业内人士，冀对学用经方有所启迪。

冯世纶

2022 年秋

冯世纶男科的"六经八纲方证"体系

（代前言）

冯世纶教授是我国著名的经方临床学家，尽得经方大师胡希恕先生之真传，临证以六经辨治、方证相对而著称。冯老曾长期在北京中医药大学东直门医院担任临床、教学、科研工作，后调至中日友好医院工作，从事经方研究而关注男科临床，对经方治疗男科疾病之规律尤有研究，现将冯老从六经论治男科病的经验总结如下。

一、男科病从六经论治理论依据

《伤寒论》和《金匮要略》中明确提出男科病采用经方论治的不多，只有狐惑、失精、房室伤、阴狐疝等几种。但《伤寒论》的六经辨证不仅为外感病而设，同样可用于治疗各种杂病，故贯穿于《伤寒杂病论》始终。柯韵伯在《伤寒论翼》的序言中说："原夫仲景之六经，为百病立法，不专为伤寒一科。伤寒杂病治无二理，咸归六经之制节。"俞根初在《通俗伤寒论》中更是提出"六经钤百病"之说。正如《伤寒杂病论》序所言："虽未能尽愈诸病，庶可以见病知源。若能寻余所集，思过半矣。"

冯老认为，男科疾病完全可从六经辨治。其实，与男科有关的"小便不利"，仲师已示人从六经论治。如从太阳论治见于《伤寒论》第71条（五苓散方证）；从阳明论治见于《伤寒论》第223条（猪苓汤方证）、《伤寒论》第 236 条（茵陈蒿汤方证）；从少阳论治见于《伤寒论》第 96 条（小柴胡汤方证）；从太阴论治见于《金匮要略·五脏风寒积聚病》第 16 条（甘姜苓术汤方证）；从少阴论治见于《伤寒论》第 316 条（真武汤方证）；从厥阴论治见于《伤寒论》第 147 条（柴胡桂枝干姜汤方证）。

近代经方大师胡希恕先生，将经方辨证论治的实质，即经方治病的方式方法概括为"是于患病人体一般规律反应的基础上，讲求疾病的通治方法"。就是说，张仲景将常见病（急慢性病、外感内伤等）发病后的症状进行归纳总结，归为六类证即为六经病，即是说，人患病后，不论是急性病还是慢性病，不论是外感、杂病，其症状反应为六类证，临床上据患者症状先辨明六经证，再进一步辨明具体方证，有是证，用是方而治愈疾病。

冯老指出，男科疾病各病种从不与某经病或某方证对号入座。男科疾病的辨证亦是从局部症状与全身症状出发，先辨八纲以定六经，再辨方证。如治疗慢性前列腺炎常从太阳、阳明、少阳、太阴、少阴、厥阴论治，分别用五苓散、猪苓汤、柴胡桂枝汤、肾着汤、真武汤、柴胡桂枝干姜汤治疗，疗效显著。

二、男科病经方辨治特点

男科病经方治疗的特点是非辨病论治，也非专方论治，而是方证对应论治，即根据症状反应进行辨证，用八纲分析症状，先辨六经，继辨方证，求得方证对应治愈疾病。

（一）析八纲、定六经

胡希恕先生明确指出，六经是"基于八纲的说明，则所谓表、里、半表半里三者，均属病位的反应。则所谓的阴、阳、寒、热、虚、实六者，均属病情的反应……由于寒、热、虚、实从属于阴阳，故无论在表、里、半表半里的病位上，均当有阴阳两类不同的为证反应，这样三个病位，两种病情，亦即所谓六经者是也"。由此可见，六经来自八纲，六经辨证首先要从分析八纲入手，辨清病情，再辨清病位，即可辨明六经（如下图）。

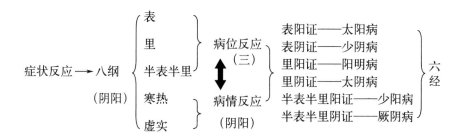

冯老认为，就男科病而言，有表现为一经病者，如肾着汤方证，证属太阴。但属单一的六经病比较少见，常常是二经或三经合并为多见，如男科常用的五苓散方证，为外邪内饮、饮停化热，因成太阳太阴阳明合并证。

值得一提的是，冯老的六经辨治分类，有自己独特的理论见解。这是在胡希恕先生的学术思想基础上进一步发挥而不断完善的。认为太阳病为表阳证，用汗法；少阴病为表阴证，用强壮发汗法；阳明病为里阳证，用清热法；太阴病即里阴证，用温补法；少阳病即半表半里阳证，用和解清热法；厥阴病即半表半里阴证，用强壮和解、清上热温下寒法。至于具体治疗用药还要清楚方证对应理论。

（二）方证对应

方证，即以方名证，来源于《伤寒论》，如桂枝证（34条、166

条），柴胡证（101 条、103 条、104 条、149 条、251 条）。方证是方剂的适应证，即方剂使用的客观证据，包括症状和体征。方与证是对应关系，即《伤寒论》第 317 条所说的"病皆与方相应者，乃服之"。《伤寒杂病论》共载有 260 余首方剂及其适应证，从此确立了"证以方名，名由证立，有一证必有一方，有是证必有是方，方证一体"的方证体系。

冯老说过，治病，尤其是治疗一些久治不愈的疾病，一定要落实到大经大法上，先分清病在六经中的哪一证经。疾病是在表、在里、属阴、属阳，还是属热、属寒、属虚、属实。这样六经既定，八纲已明，才可以进一步辨该病是六经中哪一个方的方证。

冯老认为，辨方证不同于一般的辨证，它是一种对应性很强的辨证方法。方证对应具有丰富的科学内涵，不仅指方药与证的对应，还体现在方药用量、煎服法与病情（寒、热、虚、实、表、里）的对应。如麻黄附子甘草汤方证与麻黄附子汤方证、小半夏汤方证与生姜半夏汤方证、桂枝汤方证与桂枝加桂汤方证，每组中两方药味虽然相同，但其中有些药物剂量不一，故主治有别，应当细细体会。故辨方证要比辨六经难。胡希恕先生曾说："辨方证是六经八纲辨证的继续，亦即辨证的尖端，中医治病有无疗效，其主要关键就是在于方证是否辨得正确。不过方证之辨，不似六经八纲简而易知，势须于各方的具体证治细玩而熟记之。"

如何辨方证？

1. 抓主症

每一个方证常有其特异性的主症，可以是一个症状，也可为若干症状。《伤寒论》第 103 条"伤寒中风，有柴胡证，但见一证便是，不必悉具"就是讲抓主症。而《伤寒论》第96条"往来寒热，胸胁苦满，默默不欲饮食，心烦喜呕"就是小柴胡汤的主症。

2. 析兼症

方证的主症大多具有特异性，但也有相似者，需要细心辨析，若辨之不明时要结合兼症，甚至舌脉来进一步验证对主症的判断。如《伤寒论》第103条曰："太阳中风，脉浮紧，发热恶寒，身疼痛，不汗出而烦躁者，大青龙汤主之。"可见大青龙汤证与麻黄汤证的方证很相似，其鉴别点就在于"烦躁"的有否。

3. 辨脉证

《伤寒论》第351条云："手足厥寒，脉细欲绝者，当归四逆汤主之。"毫无疑问，"脉细欲绝"是当归四逆汤的主要脉证。

4. 其他

（1）辨药证：药证是方证的始祖，方证是药证的有机结合。如黄连、山栀除烦，甘草、桂枝定悸，桂枝治"气上冲"，这些药证的掌握，对于黄连阿胶汤、栀子豉汤、炙甘草汤、桂枝加桂汤等方证的理解，很有帮助。

（2）辨腹证：如大柴胡汤之"心下按之满痛"、肾气丸之"少腹拘急"等均是重要之征。

（3）辨体质特征：如黄芪桂枝五物汤适应人群为"骨弱肌肤盛""尊荣人"，桂枝加龙骨牡蛎汤的适应人群为"失精家"等。

冯老采用经方治疗男科疾病，效如桴鼓，正是基于方证对应的谙熟运用。如治疗慢性前列腺炎常分为外寒内饮之五苓散方证；病久津血阴液虚而水湿盛之猪苓汤方证；营卫不和、外寒内饮，病久精血虚而水饮盛，湿久郁生热而上扰神明之桂枝龙骨牡蛎白薇附子汤合猪苓汤方证；

里寒饮停之小建中汤方证；里虚寒寒湿下注之肾着汤方证；寒湿痹阻、阳虚水气上犯的真武汤方证；邪郁半表半里、寒多微有热的柴胡桂枝干姜汤方证；血虚水盛的当归芍药散方证；上热下寒的甘草泻心汤方证；里虚外寒、气化不利的肾气丸方证；太少合病的柴胡桂枝汤方证，等等。有是证用是方，做到方药对证，药到病除。冯老辨证之精细，由此可见一斑。

（三）结合病因分析

仲师之辨证论治，重在辨八纲、六经，但也重视瘀血、痰饮、水湿等致病因素的辨治。如《金匮要略》中"痉湿暍病""腹满寒疝宿食病""痰饮咳嗽病""水气病""惊悸吐血下血胸满瘀血病"等篇章就湿、宿食、痰饮、水气、瘀血等进行专门论述，就是很好的示例。就男科疾病而论，很多是由于久坐、饮食不节、熬夜、性生活不节（洁），以及精神因素等诱因导致气血逆乱、痰湿瘀阻、精气耗伤而致病。因此，冯老治疗男科疾病，不但进行六经分析，还要进行病因分析及相应的药证分析。只有这样，方证相应，才能真正落到实处。如临证常用的津血阴液虚而水湿热盛之猪苓汤方证、血虚水盛的当归芍药散方证、里虚寒寒湿下注之肾着汤方证等均是考虑到了这些致病因素。

三、经方合用

（一）从六经合并病看经方的合用

临床单见六经证一证者虽不是少数，但以合病并病更为多见，这亦反映了《伤寒论》记载仅 112 方，合《金匮要略》共亦仅 260 方，何以能应对治万病？胡希恕先生对此研究颇深，道出其天机，故留下感言："或有人问，经方虽验，但为数太少，又何足以应万变之病？诚然，病证多变，若为每证各设一方，即多至千万数，恐亦难足于用。须知，经方虽少，但类既全而法亦备，类者，即为证的类别；法者，即适证的治方。若医者于此心中有数，随证候之出入变化，或加减，或合方，自可取用不尽。"可见，经方合方是治疗六经合病并病的需要。虽然六经合并证，不一定要用合方，如前文所述，五苓散方证即为太阳太阴阳明合并证，但多数情况下，六经合并证常常要用到合方。经方合用大大拓展了经方的治疗范围，也为男科疑难病症的治疗提供了重要的思路与方法。正如徐灵胎在《医学源流论》中所云："药有个性之专长，方有合群之妙用。"

（二）仲景经方合用模式

1. 经方与经方合用，原方不加减

如柴胡桂枝汤主治太阳少阳合病，即小柴胡汤与桂枝汤原方合方。《伤寒论》第146条曰："伤寒六七日，发热、微恶寒、肢节烦疼、微呕、心下支结、外证未去者，柴胡桂枝汤主之。"

2. 经方与经方合用，原方加减

如大柴胡汤主治少阳阳明合病，乃小柴胡汤、四逆散、小承气汤加减。《伤寒论》第103条曰："太阳病，过经十余日，反二三下之。后四五日，柴胡证仍在者，先与小柴胡。呕不止、心下急、郁郁微烦者，为未解也，可与大柴胡汤下之则愈。"

（三）冯世纶教授经方合用经验

经方合方不是随便组合，是以方证对应为基础，更体现方证对应的特色，正如吉益东洞所说"经方合用是方证对应的必然结果"。冯世纶教授临床经方合用非常多见，如大柴胡汤合桂枝茯苓丸、柴胡桂枝干姜

汤合当归芍药散等，本书案例比比皆是，不再赘述。

总之，冯世纶男科"六经八纲方证"体系，是继承胡希恕先生的毕生研究成果，结合多年临证经验，经得起临床反复验证，对经方男科运用具有极其重要的指导意义。

谢作钢

2022 年 10 月

目 录

白头翁汤类方证 >>>

（一）白头翁汤方证解读

白头翁汤方：白头翁二两，黄连、黄柏、秦皮各三两。

上四味，以水七升，煮取二升，去滓，温服一升；不愈，更服一升。

【方解】

四物均属苦寒收敛药而有除热烦、止下利等作用，白头翁更能逐血止痛，合以为方，故治热利下重、心烦腹痛而便脓血者。

【仲景书原文解读】

《伤寒论》第 371 条："热利下重者，白头翁汤主之。"

解读：热利下重者，即指里急后重滞下的痢疾言，宜白头翁汤主之。

按：热痢里急后重者，虽宜本方主之，但实践证明，滞下甚者，宜加大黄有速效。

《伤寒论》第 373 条："下利欲饮水者，以有热故也，白头翁汤主之。"

解读：热盛则思饮，故下痢而欲饮水者则为热痢可知，宜以白头翁汤主之。

按：太阴病篇谓"自利不渴者，属太阴，以其脏有寒故也，当温之，宜服四逆辈"，可见渴与不渴为辨热利和寒利的重要指征。

【方证要点】

本方证六经归属阳明病证。

常见：热痢下重，腹痛。

可见：肛门灼热，或见脓血，心烦，渴欲饮水，舌红苔黄，脉数。

【临证发挥】

阳明里热下迫可见下利，亦可见尿频、尿急、尿痛、尿血、遗精、血精等诸症，均可用白头翁汤治疗。方证特点是"下重"，见于前列腺炎、尿路感染或精道感染则为少腹部、会阴部坠胀，或尿道异物感，或精索坠胀。据胡希恕先生经验，里急后重可加少量大黄（6g）以增强疗效；血尿可加白茅根；遗精可加封髓丹；血精可加海螵蛸、茜草。

（二）验案举隅

1. 白头翁汤加海螵蛸茜草汤证

【血精案】

李某，男，38岁，2019年4月9日初诊。

主诉： 血精反复发作两年余，再发两个月。

刻诊： 血精，呈鲜红色，伴有射精痛、会阴部坠胀，白天小便6～7次，夜尿2～3次，尿黄，口干。B超检查：前列腺三径为51mm×33mm×33mm，伴有结石0.4cm，精囊偏大。尿常规正常。舌红，苔黄腻，脉数。

辨证： 辨六经属阳明病，辨方证为白头翁汤加海螵蛸茜草汤证。

处方： 白头翁15g，黄连6g，黄柏10g，秦皮10g，海螵蛸15g，茜草15g。

14剂，每日1剂，水煎，早晚饭后温服。

复诊（4月16日）： 血精，咖啡色，射精痛消失，会阴部坠胀好转，夜尿无，但腰酸乏力，舌红，苔黄，脉细。

辨六经属阳明病，辨方证为白头翁加甘草阿胶汤加海螵蛸茜草汤证。

处方： 白头翁15g，黄连6g，黄柏10g，秦皮10g，阿胶珠9g（烊冲），炙甘草6g，海螵蛸15g，茜草15g。

14剂，服法同上。

三诊（4月23日）： 血精消失，余症未见。

上方继服1周。

按： 冯老认为，本案血精、精色鲜红、射精痛、会阴部坠胀为里热下迫精室所致，故属阳明病。其中会阴部坠胀尤热迫之"下重"，是白头翁汤证的主症，故本案合白头翁汤证。另加海螵蛸、茜草，乃参照《内经》四乌贼骨一蘆茹丸之意，具有凉血收敛、加强止血之功效，血精无论寒热虚实，均可用之。二诊血症减轻，而见"腰酸乏力、脉细"，乃血虚气弱所致，如《金匮要略·妇人产后病》所云："产后下利虚极，白头翁加甘草阿胶汤主之。"故合白头翁加甘草阿胶汤证，加阿胶、炙甘草养血止血，继用海螵蛸、茜草。

（冯世纶医案）

2. 白头翁汤加贝母苦参汤证

【慢性前列腺炎案】

兰某，男，32 岁，2010 年 11 月 16 日初诊。

主诉：尿频、尿灼热伴小腹疼痛 4 月余。

4 个多月前出现尿频，每日 7～8 次，小便灼热感，伴小腹部疼痛。外院已做过前列腺液常规检查和细菌培养均正常。西医诊断为慢性非细菌性前列腺炎，服用坦洛新和前列康均无效，故来求诊。

刻诊：诸症如上述，刻下尿频，尿灼热，小腹疼痛，大便灼热，排便不爽，纳可，睡安，舌质红，苔薄黄，脉沉。肛门指诊：前列腺略大，质地饱满，扪之稍有灼热感，轻度压痛；理化检查：尿常规正常；前列腺液常规检查：卵磷脂小体 ++/HP，白细胞 0～2/HP；前列腺液培养：普通培养（−），支原体（−），衣原体（−）；B 超：前列腺略大，回声均匀。

辨证：辨六经属阳明病，辨方证为白头翁汤加贝母苦参汤证。

处方：白头翁 30g，黄连 6g，黄柏 10g，秦皮 12g，浙贝母 30g，苦参 10g。

7 剂，每日 1 剂，水煎，早晚饭后温服。禁酒，忌辛辣刺激之品。嘱其房事要有规律，每周 1 次为宜；不宜久坐或长途骑车。

复诊（11 月 24 日）：用药后，诸症减轻，小腹坠胀尚比较明显，舌淡红，苔薄黄，脉沉。予原方加木香、葛根。

处方：白头翁 30g，黄连 6g，黄柏 10g，秦皮 12g，浙贝母 30g，苦参 10g，木香 6g，葛根 15g。

7 剂，医嘱同上。

三诊（12 月 2 日）：用上药后，诸症消失，舌淡红，苔薄白，脉稍沉。

予原方 7 剂，医嘱同上，巩固疗效。

按：本案尿频、尿灼热、小腹疼痛、大便灼热、排便不爽、舌质红、苔薄黄、前列腺扪之灼热感等，乃湿热下迫精室所致，故属阳明病。其中"尿灼热、大便灼热"似白头翁汤所治"热痢"之征，故本案合白头翁汤证。另加浙贝母、苦参，仿当归贝母苦参丸之意，清热利湿、通淋排浊，让邪有去路，并缓解尿路刺激症状。这是冯老提出的方证对应还要结合病因分析之意。二诊诸症减轻，尚有小腹坠胀，故加木香、葛根提气消胀。

（冯世纶医案）

半夏泻心汤类方证 >>>

（一）半夏泻心汤方证解读

半夏半升（洗），黄芩、干姜、人参、甘草（炙）各三两，黄连一两，大枣十二枚（擘）。

上七味，以水一斗，煮取六升，去滓；再煎取三升，温服一升，日三服。

【方解】

方中半夏、干姜乃《金匮要略》中之半夏干姜散，祛饮止呕；黄连、黄芩解热止利，解痞除烦；人参、甘草、大枣安中健胃，其中人参与黄连、黄芩又共治心下痞。

【仲景书原文解读】

《伤寒论》第 149 条："伤寒五六日，呕而发热者，柴胡汤证具，而以他药下之，柴胡证仍在者，复与柴胡汤。此虽已下之，不为逆，必蒸蒸而振，却发热汗出而解。若心下满而硬痛者，此为结胸也，大陷胸汤主之；但满而不痛者，此为痞，柴胡不中与之，宜半夏泻心汤。"

《金匮要略·呕吐哕下利病》第 10 条："呕而肠鸣，心下痞者，半夏泻心汤主之。"

解读： 胡希恕先生指出，心下痞在半夏泻心汤里有两层关系，一方面胃气虚弱，心下痞硬，为人参证；另一方面，水饮内结，痞结化热，为泻心汤证。水气在胃则恶心呕吐，在肠则肠鸣下利。

按： 本方证乃《伤寒论》第 131 条"病发于阴，而反下之，因作痞也"之见证。乃误下后胃虚停饮、郁而化热所致，属上热下寒之厥阴病。胃虚饮停、运化失职尚可见纳呆；邪热上扰尚见烦躁。

【方证要点】

本方证六经归属厥阴病证。

常见：呕而肠鸣（腹泻），心下痞硬。

可见：纳呆，烦躁。

【临证发挥】

本方可以治疗更年期综合征、慢性前列腺炎、不育症、白塞综合征等多种男科疾病。临床应用以上热（口苦、心烦、口疮）、下寒（遗精、早泄、少腹冷）、中虚气滞（干呕、下利、心下痞满而不痛）为辨证要点。本方常与五苓散、赤小豆当归散、半夏厚朴汤合用。另据寒热之多少，在芩连与姜夏参草之间进行剂量的调整。

（二）验案举隅

半夏泻心汤合五苓散合赤小豆当归散证

【前列腺炎、尿潴留案】

周某，男，78 岁，2014 年 3 月 6 日初诊。

主诉：夜尿多伴排尿不畅 6 年余。

刻诊：夜尿频多，每晚 4～6 次，点滴而出，甚则刺痛，小腹坠胀，不能入睡。白天小便不多，大便每天 3～4 次（有结肠炎史），口苦，食后腹胀，打呃不多，白天汗不多，晚上盗汗，舌淡，苔白腻，脉大弦。

辨证：辨六经属厥阴病，辨方证为半夏泻心汤合五苓散合赤小豆当归散证。

处方：清半夏 15g，党参 10g，黄芩 10g，黄连 6g，炮姜 6g，炙甘草 6g，桂枝 10g，茯苓 12g，猪苓 10g，苍术 10g，泽泻 10g，赤小豆 15g，当归 10g，大枣 4 枚。

上药 7 剂，每日 1 剂，水煎，早晚饭后温服。

复诊（3 月 14 日）：服药后，夜尿明显减少，每晚 2～3 次，排尿稍通畅，已无尿痛，睡眠安稳，余症减轻，舌淡，苔白腻，脉小弦。

上方前后加减治疗 28 剂，夜尿每晚 1～2 次，排尿通畅，无其他不适而停药。

按：冯老认为案中口苦、入睡困难、大便稀，为上热下寒，故属厥阴病。"打呃、大便稀、食后腹胀"似半夏泻心汤主症"呕、利、痞"，故合半夏泻心汤证；夜尿频多、排尿不畅、尿痛、出汗、苔白腻、脉弦，属外寒内饮、饮停化热之五苓散证；小腹坠胀，属血瘀湿停之赤小豆当归散证。故本案辨六经属厥阴病，辨方证为半夏泻心汤合五苓散合赤小豆当归散证。

（冯世纶医案）

柴胡桂枝干姜汤类方证 >>>

（一）柴胡桂枝干姜汤方证解读

柴胡半斤，桂枝三两（去皮），干姜二两，瓜蒌根四两，黄芩三两，牡蛎二两（熬），甘草二两（炙）。

上七味，以水一斗二升，煮取六升，去滓，再煎取三升，温服一升，日三服，初服微烦，复服汗出便愈。

【方解】

本方乃《金匮要略·疟病》中"柴胡去半夏加瓜蒌根汤"变化而来。方中柴胡"味苦平，主心腹肠胃中结气、饮食积聚、寒热邪气"（《神农本草经》），对应柴胡桂枝干姜汤"胸胁满微结""往来寒热"之主症；桂枝、甘草治气上冲，兼解表；干姜辛温合黄芩苦寒，辛开苦降以理微结，黄芩尚能除烦；瓜蒌根、牡蛎滋阴解渴，润下通便。"不呕"说明胃内没有停水，故去半夏；胸胁满、微结，故去人参、大枣之壅满。可见，本方可看作是小柴胡汤去半夏、人参、生姜、大枣，与桂枝甘草汤、甘草干姜汤、瓜蒌牡蛎散之合方；小柴胡汤治疗半表半里阳证即少阳病证，本方因加桂枝、干姜，偏于祛寒逐饮，故治疗半表半里阴证即厥阴病证。

【仲景书原文解读】

《伤寒论》第147条："伤寒五六日，已发汗而复下之，胸胁满微结，小便不利，渴而不呕，但头汗出，往来寒热，心烦者，此为未解也，柴胡桂枝干姜汤主之。"

解读：冯世纶教授继承胡希恕先生研究成果，综合《伤寒论》第147条和148条来认识柴胡桂枝干姜汤，认为148条是解释147条，147条之"微结"即148条的"阳微结"，就是津液虚而致大便硬；同时认为148条中的"可与小柴胡"，应为"可与柴胡桂枝干姜汤"。柴胡桂枝干姜汤主治上热下寒、半表半里之阴证，为六经之厥阴病。上热证见心烦、口渴、头汗出、气上冲、心悸；下寒证见微恶寒、手足冷、心下痞、口不欲食；津液虚除大便硬（"阳微结"）外，还有小便不利、脉细弦；邪居半表半里故有往来寒热。

【方证要点】

本方证六经归属厥阴病证。

常见：四肢怕冷，口干或苦，心下微结。

可见：胸胁满，或心下满，心烦心悸，头汗出，微恶寒，或往来寒热，乏力，口不欲食，大便硬，小便不利，脉细弦。

【临证发挥】

本方可用于治疗慢性前列腺炎、尿闭症、阳痿、早泄、遗精、不射精、房事茎痛等。如伴有腹痛拘急、头晕心悸、小便不利之血虚水盛者，可合当归芍药散；如伴有腹胀、咽喉梗阻感、食欲下降者可合半夏厚朴汤；如伴有小腹胀、大便稀、小便不利者，可合五苓散。方证鉴别，与小柴胡汤证比较，本方证不呕而渴，可有气上冲，或心悸，疲倦无力感要重于小柴胡汤；与大柴胡汤比较，本方证心下有微结，但不像大柴胡汤厉害。另外，柴胡桂枝干姜汤治疗半表半里阴证，与小柴胡汤治半表半里阳证有明显的不同，这即是陈慎吾先生所指的"阴证机转"。

（二）验案举隅

1. 柴胡桂枝干姜汤合当归芍药散加生龙骨汤证

【早泄案】

杨某，男，39 岁，2018 年 9 月 21 日初诊。

主诉：射精过早 1 年余。

刻诊：射精过早，不到 1 分钟，勃起不坚，伴口干口苦，四肢怕冷，入睡困难，小便正常，大便干。血清性激素检查正常。舌淡，苔白略腻，脉弦细。

辨证：辨六经属厥阴病，辨方证为柴胡桂枝干姜汤合当归芍药散加生龙骨汤证。

处方：柴胡 15g，桂枝 12g，干姜 6g，黄芩 10g，天花粉 15g，炙甘草 6g，生龙骨、生牡蛎各 15g（先煎），当归 12g，白芍 15g，川芎 6g，泽泻 15g，茯苓 15g，苍术 12g。

7 剂，每日 1 剂，水煎，早晚饭后温服。

复诊（9 月 28 日）：勃起好转，同房时间可达 2～3 分钟，口干口苦等症状明显好转，入睡尚困难。上方加夜交藤、珍珠母。

处方：柴胡 15g，桂枝 12g，干姜 6g，黄芩 10g，天花粉 15g，炙甘草 6g，生龙骨、生牡蛎各 15g（先煎），当归 12g，白芍 15g，川芎 6g，泽泻 15g，茯苓 15g，苍术 12g，夜交藤 30g，珍珠母 15g。

7 剂，服法同上。

三诊（10月8日）：同房1次，3～5分钟，余症不显。

7剂，服法同上。

四诊（10月17日）：性生活基本满意，5～6分钟，五子衍宗丸善后。

按：案中口干口苦、四肢怕冷、入睡困难、大便干、脉弦，为上热下寒，故属厥阴病。因大便干乃"阳微结"，且有四肢怕冷，故合柴胡桂枝干姜汤方证；勃起不坚、苔白腻、脉细，为血虚水盛，需补血活血利水，为当归芍药散证。加龙骨以镇惊摄精。故本案辨六经属厥阴病，辨方证为柴胡桂枝干姜汤合当归芍药散加生龙骨汤证。二诊加夜交藤、珍珠母，以镇惊安神、利于睡眠。方证对应，故收捷效。

（谢作钢医案）

2. 柴胡桂枝干姜汤合五苓散证

【房事后汗多案】

王某，男，36岁，2019年4月19日初诊。

主诉：房事后汗多半年余。

刻诊：近半年来，每次同房后头汗特别多，龟头瘙痒，夜尿1～2次，小便余沥不尽，大便稀，入睡困难，肥胖。舌淡，苔白，脉细。

辨证：辨六经属厥阴病，辨方证为柴胡桂枝干姜汤合五苓散证。

处方：柴胡15g，桂枝12g，干姜6g，黄芩10g，天花粉15g，炙甘草6g，生牡蛎15g，猪苓10g，泽泻15g，茯苓15g，苍术12g。

7剂，每日1剂，水煎，早晚饭后温服。

复诊（4月26日）：房事后头汗明显减少，房事后腰酸，口水多，口干口苦，胃胀，大便稀。上方加半夏厚朴汤。

处方：柴胡15g，桂枝12g，干姜6g，黄芩10g，天花粉15g，炙甘草6g，生牡蛎15g，猪苓10g，泽泻15g，茯苓15g，苍术12g，半夏15g，厚朴10g，苏梗10g。

7剂，服法同上。

三诊（5月6日）：诸症消失，上方去半夏厚朴汤。

7剂，服法同上。

按：案中同房后头汗多、入睡困难、大便稀、脉细，为上热下寒，故属厥阴病。因头汗多，故合柴胡桂枝干姜汤方证；龟头瘙痒、夜尿多、小便余沥不尽、大便稀、肥胖，乃内饮所致，属五苓散方证。故本案辨六经属厥阴病，辨方证为柴胡桂枝干姜汤合五苓散证。二诊口水多、胃胀，为半夏厚朴汤证。方证对应，疗效甚捷。

（谢作钢医案）

柴胡桂枝汤类方证 »»»

（一）柴胡桂枝汤方证解读

柴胡四两，黄芩、人参、芍药、桂枝（去皮）、生姜各一两半，甘草一两（炙），半夏二合半（洗），大枣六枚（擘）。

上九味，以水六升，煮取三升，去滓，温服一升，日三服。

【方解】

本方取小柴胡汤、桂枝汤各用半量，合剂而成。以桂枝汤调和营卫，解肌辛散，以治太阳之表；以小柴胡汤和解少阳，宣展枢机，以治半表半里。本方当是太少表里双解之轻剂。

【仲景书原文解读】

《伤寒论》第146条："伤寒六七日，发热微恶寒，肢节烦痛，微呕，心下支结，外证未去者，柴胡桂枝汤主之。"

《金匮要略·腹满寒疝宿食病》附《外台秘要》方："柴胡桂枝汤，治心腹卒中痛者。"

解读：发热、微恶寒、肢节烦痛，乃太阳病未解；微呕、心下支结，为柴胡证仍在；腹中急痛，既是柴胡证，也是桂枝证，如《伤寒论》第100条云："伤寒，阳脉涩，阴脉弦，法当腹中急痛，先与小建中汤；不瘥者，小柴胡汤主之。"

【方证要点】

本方证六经归属少阳太阳合病证。

可见：发热，微恶寒，肢节烦痛，微呕，心下支结，腹中急痛，苔薄白，脉浮弦。

【临证发挥】

本方既能调和营卫气血，又能和解表里，疏利肝胆，在男科临床应有广泛的运用。可用于阳痿、早泄、遗精、不射精、慢性前列腺炎、附睾炎及遗尿症等多种男科疾病。临证在方证对应的基础上，应抓住"营卫失调、枢机不利"的病机特点。凡具有反复发作或定时发作的疾病（即柴胡证）兼有太阳表证者，或病变部位涉及太少两经的疾病均有使用本方的机会。

（二）验案举隅

柴胡桂枝汤合桂枝茯苓丸合温胆汤合桂枝加龙骨牡蛎汤证

【早泄案】

朱某，男，46岁，2018年9月11日初诊。

主诉：射精过早两年余。

刻诊：射精过早，1～2分钟，胸闷口苦，入睡困难，容易早醒，腰痛肢麻，二便正常。血清性激素检查正常。舌质淡，苔白腻，脉细。

辨证：辨六经属太阳少阳阳明太阴合病，辨方证为柴胡桂枝汤合桂枝茯苓丸合温胆汤合桂枝加龙骨牡蛎汤证。

处方：柴胡15g，党参15g，黄芩10g，法半夏15g，炙甘草6g，生姜6g，红枣10g，桃仁10g，牡丹皮10g，赤芍15g，桂枝10g，茯苓15g，枳壳10g，白芍15g，陈皮6g，竹茹15g，生龙骨、生牡蛎各15g（先煎）。

7剂，每日1剂，水煎，早晚饭后温服。

复诊（9月20日）：同房两次，2～4分钟，勃起欠坚，余症好转。上方加白蒺藜、红景天。

处方：柴胡15g，党参15g，黄芩10g，法半夏15g，炙甘草6g，生姜6g，红枣10g，桃仁10g，牡丹皮10g，赤芍15g，桂枝10g，茯苓15g，枳壳10g，白芍15g，陈皮6g，竹茹15g，生龙骨、生牡蛎各15g（先煎），白蒺藜30g，红景天30g。

7剂，服法同上。

三诊（9月28日）：性生活可达4～6分钟，基本满意。上方7剂继服。

按：案中胸闷口苦、腰痛、脉细，为少阳太阳合病，合柴胡桂枝汤证；肢麻，为瘀血所致，合桂枝茯苓丸证（太阳阳明太阴合病证）；入睡困难、早醒、苔白腻，乃痰热内扰，为少阳阳明合病，合温胆汤证；射精过早常因早年手淫、失精过多，多属太阳阳明合病，合桂枝加龙骨牡蛎汤证。可见，本案辨六经属太阳少阳阳明太阴合病，辨方证为柴胡桂枝汤合桂枝茯苓丸合温胆汤合桂枝加龙骨牡蛎汤证。二诊加白蒺藜、红景天疏肝补肾，以助勃起。方证对应，故效果满意。

（谢作钢医案）

柴胡加龙骨牡蛎汤类方证 >>>

（一）柴胡加龙骨牡蛎汤方证解读

柴胡四两，龙骨、黄芩、生姜（切）、铅丹、人参、桂枝（去皮）、茯苓各一两半，半夏二合半（洗），大黄二两，牡蛎一两半（熬），大枣六枚（擘）。

上十二味，以水八升，煮取四升，内大黄，切如棋子，更煮一两沸，去滓，温服一升。

【方解】

本方是由小柴胡汤去甘草，加龙骨、牡蛎、铅丹、桂枝、茯苓、大黄而成。因邪入少阳，故以小柴胡汤以宣畅少阳枢机，扶正祛邪。加桂枝解外、降气冲；加大黄泄阳明里热治谵语；加龙骨、牡蛎、铅丹重镇安神治烦惊；加茯苓利水治小便不利及身重；去甘草，以防甘缓留邪不利于祛水。诸药相配，具有和解少阳、清泄里热、降冲利饮、镇静安神之功效。

【仲景书原文解读】

《伤寒论》第 107 条："伤寒八九日，下之，胸满烦惊，小便不利，谵语，一身尽重，不可转侧者，柴胡加龙骨牡蛎汤主之。"

解读：《伤寒论》第 264 条云："少阳中风，两耳无所闻，目赤。胸中满而烦者，不可吐下，吐下则悸而惊。"结合上面条文分析，本方证就是少阳病误用下法导致的。冯老认为，少阳柴胡证误用下法治疗，不仅少阳证未除，而且虚其里，致使邪热传里。胸满系少阳证，因邪热郁结胸胁、气机失畅引起；谵语系阳明见症，为入里之邪热扰乱神明所致；邪热夹饮随气上冲，扰动心神，则烦惊，或脐上悸动；气上冲、水不下行，故小便不利；水饮外溢，则一身尽重、不可转侧。

【方证要点】

本方证六经归属太阳少阳阳明合病证。

常见：小柴胡汤证见气冲心悸、二便不利、烦惊不安者。

可见：谵语，一身尽重、不可转侧，脉弦数。

【临证发挥】

冯老运用柴胡加龙骨牡蛎汤经验丰富，且独具特色。如遇非急重患者，尤其大便不燥结者，原方中加甘草；认为原方中铅丹可以弃用，不影响临床疗效，也不需要用其他药物代替；方中大黄用量宜小，一般3～6g，且与他药同煎，主要取其泄热化瘀之功效。同时注重经方合用，如精神恍惚、悲伤欲哭者，常合用甘麦大枣汤；腹胀、心下痞、纳差、小便不利者，合用外台茯苓饮；恶风、汗出、口渴、小便不利者，合用五苓散；眩晕、短气、小便不利、气上冲者，合用苓桂术甘汤；尿灼热、便血者，合用赤小豆当归散。由于本方具有疏理气机、镇静安神、解热除烦、通利二便的多重功效，让邪有多种去路，故可广泛用于慢性前列腺炎、阳痿、遗精、血精症、男性更年期综合征等男科多种疾病。本方证既有"烦惊""谵语"等"兴奋"的一面，又有"一身尽重，不可转侧"等"抑制"的一面，这也是少阳证的反映，只是本方更为突出而已。对于与精神因素有关的男科疾病更为适合，如本方既可治疗早泄，又可治疗不射精。

（二）验案举隅

柴胡加龙骨牡蛎汤去大黄加苍术陈皮汤证

【遗精案】

张某，男，25岁，2014年3月21日初诊。

主诉： 遗精半年余。

刻诊： 每周遗精2～3次，胸闷，左胁堵，嗳气，口干口苦，寐差，风吹后头胀，腰痛，苔白腻，脉细弦。

辨证： 辨六经属太阳少阳阳明太阴合病，辨方证为柴胡加龙骨牡蛎汤去大黄加苍术陈皮汤证。

处方： 柴胡12g，黄芩10g，清半夏15g，党参10g，炙甘草6g，桂枝10g，茯苓15g，生龙骨、生牡蛎各15g（先煎），苍术15g，陈皮30g，生姜3片（自备），大枣4枚（自备）。

上药7剂，每日1剂，水煎，早晚饭后温服。

复诊（3月28日）： 遗精未作，胸闷、嗳气、口干口苦、寐差均有减轻，头胀，腰不适，两胁皆有堵感。苔白腻，脉细。上方加吴茱萸。

处方： 柴胡12g，黄芩10g，清半夏15g，党参10g，炙甘草6g，桂枝10g，茯苓 15g，生龙骨、生牡蛎各 15g（先煎），苍术 15g，陈皮 30g，生姜 3 片（自备），大枣 4 枚（自备），吴茱萸 10g。

上药 7 剂，服法同上。

三诊（4 月 4 日）： 偶有梦遗，寐安，口苦，嗳气，头顶胀，两胁胀，腹胀满，大便溏，苔白腻，脉细。

辨证： 辨六经属太阳少阳阳明太阴合病，辨方证为小柴胡汤合茯苓饮合五苓散证。

处方： 柴胡 12g，黄芩 10g，清半夏 10g，党参 10g，炙甘草 6g，桂枝 10g，茯苓 12g，陈皮 30g，枳实 10g，苍术 10g，猪苓 10g，泽泻 10g，生姜 3 片（自备），大枣 4 枚（自备）。

上药 7 剂，服法同上。

四诊（4 月 11 日）： 梦遗无，诸症减轻，上方 7 剂巩固。

按： 案中胸闷、胁堵、寐差、口干口苦乃少阳郁热、阳明里热所致；头胀、腰痛为太阳表证；嗳气、苔白腻属太阴夹饮；上实下虚、气上冲，故遗精频作。可见，本案辨六经属太阳少阳阳明太阴合病，辨方证为柴胡加龙骨牡蛎汤去大黄加苍术陈皮汤证。因阳明里热不盛，故去大黄；因嗳气、苔白腻，太阴里饮明显，故加苍术、陈皮，仿五苓散及茯苓饮之意。其中陈皮用 30g，冯老认为陈皮有下气之功而无破气之弊，故多用无碍。二诊因头胀痛仍明显，加吴茱萸（合吴茱萸汤证）降逆止痛；三诊梦遗尚有，可能吴茱萸温通太过，不宜续用；三诊寐已安，又见腹胀满、大便溏，已转属小柴胡汤合茯苓饮合五苓散证，方证对应故取效。

（冯世纶医案）

大柴胡汤类方证 >>>

（一）大柴胡汤方证解读

柴胡半斤，黄芩三两，芍药三两，半夏半升（洗），生姜五两（切），枳实四枚（炙），大枣十二枚（擘）。

上七味，以水一斗二升，煮取六升，去滓，再煎，温服一升，日三服。一方，加大黄二两；若不加，恐不为大柴胡汤。

【方解】

本方即小柴胡汤去人参、甘草，因里实不宜；加大黄、枳实通心下郁热，加芍药缓急止痛，共解"心下急"；重用生姜（五两）以止"呕不止"。本方也可以看成是小柴胡汤、四逆散、小承气汤的加减方。本方之疏解之力较小柴胡汤更胜一筹，故称大柴胡汤，这也是胡希恕先生常将本方与四逆散相对等的原因。

【仲景书原文解读】

《伤寒论》第103条："太阳病，过经十余日，反二三下之。后四五日，柴胡证仍在者，先与小柴胡。呕不止、心下急、郁郁微烦者，为未解也，与大柴胡汤下之则愈。"

《伤寒论》第136条："伤寒十余日，热结在里，复往来寒热者，与大柴胡汤；但结胸，无大热者，此为水结在胸胁也；但头微汗出者，大陷胸汤主之。"

《伤寒论》第165条："伤寒发热，汗出不解，心中痞硬，呕吐而下利者，大柴胡汤主之。"

《金匮要略·腹满寒疝宿食病》第12条："按之心下满痛者，此为实也，当下之，宜大柴胡汤。"

解读：本方证是在小柴胡汤证的基础上兼有阳明里实，故郁热更重，胃气更难下行，而见呕不止，心下急或痞硬或满痛。

按：本方证兼有阳明里实，常见便秘；如里热下迫，也可见热利，似四逆散之"泄利下重"，或白头翁汤之"热利下重"。

【方证要点】

本方证六经归属少阳阳明合病证。

常见：胸胁苦满、口苦咽干、心下急，里实者。

可见：往来寒热，郁郁微烦，呕不止，便秘或热利，小便黄，舌红苔黄，脉弦数。

【临证发挥】

本方为双解少阳阳明之剂，可治疗急慢性前列腺炎、前列腺脓肿、前列腺增生、急性附睾炎、睾丸脓肿、泌尿系结石、阳痿及不射精症等。本方以心下急，或心中痞硬，或按之心下满痛为主症，可伴有胸胁苦满，口苦，心烦，呕逆，大便干，脉实。本方虽主治少阳阳明合病，但仍以少阳为主，仍为和剂；与小柴胡汤比较，本方证呕吐更加明显，故重用生姜，提示胃气上逆明显，也可表现为嗳气、反酸等胃食道反流症状；本方证"郁郁微烦"与小柴胡汤证类似，程度要重些，属于精神心理症状，也可表现为焦虑、抑郁、失眠等；本方与大承气汤、桃核承气汤比较，三方均治疗腹痛，但本方证是上腹部满痛，大承气汤证是脐周满痛，桃核承气汤证是下腹部压痛，临证需加以鉴别。对于急性前列腺炎，或伴有脓肿，可加增液汤或桃核承气汤；大便不通甚至于打嗝，可加橘皮；大便秘结厉害，合用桃核承气汤。胡希恕先生常将大柴胡汤与桂枝茯苓丸合用，用于体格壮实、便秘又有腹满的患者，疗效显著。

（二）验案举隅

大柴胡汤合桂枝茯苓丸合消瘰丸加蟾蜍虎杖汤证

【前列腺增生案】

王某，男，76 岁，2019 年 3 月 3 日初诊。

主诉：尿频、尿痛伴小腹胀满 4 年余。

病如上述，曾经西医治疗，效果不显，建议手术，特来寻求中医帮助。B 超检查示前列腺三径为 62mm×43mm×53mm，伴有结节，尿常规、前列腺液常规均正常。素体阳盛，喜食肥甘，身材高大，油光满面，大腹便便。有高血压、高血脂史。

刻诊：白天小便 20 余次，夜尿 8~9 次，尿痛，尿细，排尿不畅，余沥不尽，会阴胀痛，口干，胃胀，时有反酸，大便硬，睡眠差。舌红，苔黄厚，脉弦实有力。

辨证：辨六经属太阳少阳阳明太阴合病，辨方证为大柴胡汤合桂枝茯苓丸合消瘰丸加螵蛸虎杖汤证。

处方：柴胡 15g，酒大黄 15g，枳壳 10g，黄芩 15g，姜半夏 15g，生姜 2 片，大枣 6 枚，桂枝 12g，茯苓 15g，赤芍 15g，牡丹皮 15g，桃仁 10g，浙贝母 30g，玄参 15g，生牡蛎 15g，海螵蛸 30g，虎杖 30g。

7 剂，每日 1 剂，水煎，早晚饭后温服。

复诊（3 月 10 日）：白天小便 6～7 次，夜尿 2 次，尿痛消失，排尿通畅，余症均见减轻。舌红，苔薄黄，脉弦。

效不更方，原方稍有加减，共继服 21 剂而收功。

按：案中尿痛、口干、大便硬、睡眠差、舌红、苔黄厚为阳明内热所致；排尿不畅、余沥不尽、脉弦，为少阳枢机不利；胃胀、反酸似大柴胡汤主症"呕不止、心下急"，故以上所见符合少阳阳明合病之大柴胡汤方证。当然，患者身材高大、油光满面、大腹便便也是大柴胡汤证的体质特征。患者平时应酬多，嗜食酒甘厚味，且有高脂血症，易致痰瘀阻滞精室，而见尿细、会阴胀痛，乃桂枝茯苓丸方证（太阳阳明太阴合病证）。故本案辨六经属太阳少阳阳明太阴合病，辨方证为大柴胡汤合桂枝茯苓丸合消瘰丸加螵蛸虎杖汤证。大柴胡汤合桂枝茯苓丸，化瘀排浊、通腑泄热；另加消瘰丸、海螵蛸，软坚散结，加虎杖通络止痛。可见，对于慢性复杂病证，六经辨证、方证对应、病因分析，环环相扣，方能取效。

（谢作钢医案）

当归贝母苦参丸类方证 >>>

（一）当归贝母苦参丸方证解读

当归、贝母、苦参各四两。男子加滑石半两。

上三味，末之，炼蜜丸如小豆大，饮服三丸，加至十丸。

【方解】

方中当归补血润燥，和血止痛，《药性论》谓主"女子沥血腰痛"；贝母排痰排脓，利小便，《神农本草经》谓主"淋沥邪气"；苦参清热燥湿、利尿通淋，《神农本草经》谓主"尿有余沥"；滑石清热渗湿、利窍，《神农本草经》谓"主身热……癃闭，利小便"。诸药合用，清热利湿、通淋排浊、和血止痛，凡属阳明里热夹湿夹瘀的小便不利者，不论男女皆可用之。

【仲景书原文解读】

《金匮要略·妇人妊娠病》第7条："妊娠小便难，饮食如故，当归贝母苦参丸主之。"

解读：妊娠小便难，乃妊娠血虚兼有湿热瘀滞，导致小便淋沥涩痛，因病在下焦，故"饮食如故"。方后注"男子加滑石半两"，说明本方也可治疗"男子小便难"。

【方证要点】

本方证六经归属阳明病证。

常见：小便灼痛，淋沥。

可见：尿色黄赤，大便干。

【临证发挥】

本方可治尿潴留、尿路感染、慢性前列腺炎、前列腺增生症、慢性盆腔疼痛综合征、阴囊湿疹、阳痿等，属于阳明里热夹湿夹瘀者。湿热重者加白头翁汤；

瘀热重者加蒲灰散。尿痛明显加赤小豆当归散；血尿加白茅根、芦根；阴囊瘙痒加四妙丸。

（二）验案举隅

当归贝母苦参丸加土茯苓败酱菖蒲泽兰留行汤证

【慢性前列腺炎案】

刘某，男，32 岁，2009 年 2 月 6 日初诊。

主诉：尿频、尿急、尿灼热、余沥不尽半年。

近半年来，出现尿频、尿急、尿灼热、余沥不尽，伴有会阴及腰骶部坠胀不适，尿末滴白，射精刺痛，口苦，大便干。在外院曾经用过抗生素及α-受体阻滞剂 4 周未效。追述病史，患者在服装厂工作，常久坐少动；房事常忍精不泄；每天工作十余个小时，收入一般，精神郁闷。诊之舌质红，苔黄腻，脉弦滑。直肠指诊：前列腺质地饱满，扪之有灼热感，压痛（+）。理化检查：尿常规正常范围；前列腺液常规：卵磷脂小体少，白细胞++/HP；前列腺液培养：普通培养（−），支原体（−），衣原体（−）。B 超：前列腺大小正常，回声不均匀。

辨证：辨六经属阳明病夹湿夹瘀，辨方证为当归贝母苦参丸加土茯苓败酱菖蒲泽兰留行汤证。

处方：当归 12g，浙贝母 30g，苦参 15g，滑石 12g（包煎），土茯苓 30g，败酱草 15g，石菖蒲 10g，泽兰 15g，王不留行 15g。

7 剂，每日 1 剂，水煎，早晚饭后温服。禁酒，忌辛辣刺激之品。嘱其房事要有规律，不宜过多，也不应过少，每周 1 次为宜；不宜久坐或长途骑车。

复诊（2 月 13 日）：服用后，诸症减轻，唯腰骶部尚有坠胀感。诊之舌淡，苔白腻，脉弦滑。直肠指诊，前列腺扪之灼热感减轻，前列腺液常规：卵磷脂小体 ++/HP，白细胞+/HP。予原方加白芷、桂枝。

处方：当归 12g，浙贝母 30g，苦参 15g，滑石 12g（包煎），土茯苓 30g，败酱草 15g，石菖蒲 10g，泽兰 15g，王不留行 15g，白芷 6g，桂枝 6g。

7 剂，医嘱同上。

三诊（2 月 23 日）：服药后，诸症消失。

再予上方 7 剂，医嘱同上，以巩固疗效。

按：慢性前列腺炎绝大多数属于非细菌性前列腺炎，所以抗生素治疗常常无效。中医常常把本病归属于"淋证"范畴，但确切讲，应属于"精浊"范畴。清·叶天士在《临证指南医案·淋浊》中明确指出"溺与精同门异路"，并提出治疗精浊

"徒进清湿热利小便无用"，说明"浊"和"淋"要分清。由于精浊初期往往是淋证未愈，病邪从溺窍进入精窍，由浅入深所致。所以，精浊往往"病在精道、涉及水道"，治疗不仅清热利湿，尤重通窍排浊。本案患者由于长期久坐少动，会阴部之肝经气机受阻，加之工作郁闷，气滞更甚，气有余便是火；房事常忍精不泄乃败精瘀浊阻滞精窍之始因；察之舌质红、苔黄腻、脉弦滑必湿热瘀滞于精窍无疑；至于尿频、尿急、尿灼热、余沥不尽、尿末滴白乃湿热蕴结下焦，膀胱气化失司；会阴及腰骶部坠胀不适、射精刺痛均是气滞血瘀之征。可见，本案辨六经属阳明病夹湿夹瘀，符合当归贝母苦参丸的方证特点，故辨方证为当归贝母苦参丸加土茯苓败酱菖蒲泽兰留行汤证。加土茯苓、败酱草、石菖蒲、泽兰、王不留行等加强全方的清热解毒、活血化瘀、祛湿排浊之功。二诊阳明内热已轻，但湿阻气滞尚在，予原方加白芷、桂枝，助阳化湿，以消腰骶部坠胀。本案在清热利湿同时，尤重通窍排浊，乃遵精浊病在精窍而非溺窍，病属"浊"而非"淋"之训，故有良效。

（谢作钢医案）

二加龙骨汤类方证 >>>

（一）二加龙骨汤方证解读

桂枝、芍药、生姜各三两，甘草二两，大枣十二枚，龙骨、牡蛎各三两，白薇、附子各三分。

上七味，以水七升，煮取三升，分温三服。

【方解】

冯世纶教授应用本方，常不去桂枝，取其解表降逆作用，以止胸腹动悸、头晕、发落等。方中桂枝加附子，解少阴之表；加白薇伍龙骨、牡蛎旨在清阳明里热并敛浮越之阳气，其中桂枝配甘草治动悸。因此，二加龙骨汤较之桂枝加龙骨牡蛎汤，更适宜遗精日久，虚寒更甚，并津伤明显又见里虚热明显，即六经辨证属少阴阳明合病者。

【仲景书原文解读】

《金匮要略·血痹虚劳病》第8条："夫失精家，少腹弦急，阴头寒，目眩，发落，脉极虚芤迟，为清谷，亡血，失精。脉得诸芤动微紧，男子失精，女子梦交，桂枝加龙骨牡蛎汤主之。桂枝加龙骨牡蛎汤方（《小品》云：虚弱浮热汗出者，除桂，加白薇、附子各三分，故曰二加龙骨汤）。"

解读：二加龙骨汤出自桂枝加龙骨牡蛎汤方后附方。《外台秘要》第十六卷虚劳梦泄精条载本方"疗梦失精，诸脉浮动，心悸少急，隐处寒，目眶疼，头发脱者"。陈修园《时方歌括·重可镇怯》同样指出本方"治虚劳不足，男子失精，女子梦交，吐血，下利清谷，浮热汗出，夜不成寐"。易巨荪在《集思医案》中提及，二加龙骨汤除针对下元虚弱外，更有"阳不入阴，火不归原"病机，故伴见浮热、汗出。可见，二加龙骨汤与桂枝加龙骨牡蛎汤均为阴阳两虚之虚劳所设，只是二加龙骨汤方证津伤更盛、阳气更虚，并出现阴不敛阳，虚阳浮越。冯世纶教授从六经辨证角度分析，桂枝加龙骨牡蛎汤证属于太阳阳明合病，即太阳表虚不固、阳明里热逼津外泄，可见自汗、盗汗、多梦、目眩、发落、遗精、早泄、少腹弦急、茎冷等症；

二加龙骨汤证乃少阴阳明合病，是桂枝加龙骨牡蛎汤证（汗出亡血失精）的进一步发展，即表阳证陷于表阴证，因见身疼、身冷、乏力、虚衰更重者。

【方证要点】

本方证六经归属少阴阳明合病证。

可见：口干，面热，头晕，心悸，善忘，眠差，脱发，自汗，盗汗，或手足心汗出，腰痛，足冷，小便不利，尿不尽，尿道滴白，遗精，早泄等。舌尖或舌边红，苔薄白或微黄，脉浮缓而弱，或虚弦，或尺无力而寸关浮数。

【临证发挥】

本方男科多用于滑精、遗精、阳痿、早泄等。胡希恕先生认为方中附子用量不要过大，最多不超过6g，宜用3～6g，可供参考。如伤津口渴加天花粉，阳明热盛加生石膏同煎，虚热证明显加枸骨叶，少阴虚寒甚加淫羊藿；如腰痛加桑寄生、狗脊；脱发加何首乌、生地炭、当归；不寐、心悸加远志、茯神、酸枣仁；遗精加韭菜子；勃起障碍加白僵蚕、蜈蚣、地龙；小便不利加茯苓、苍术；多汗症可合用玉屏风散。方证鉴别，本方证汗出与桂枝加附子汤证有类似之处，两者均汗出伴恶风寒，桂枝加附子汤属少阴病，无上热烦躁之阳明里热津伤之证；本方证与天雄散均治失精，天雄散属少阴太阴合病，病偏于寒，也无上面虚热之象。

（二）验案举隅

1. 二加龙骨汤加苍苓仁汤证

【早泄案】

王某，男，30岁，2011年7月12日初诊。

主诉： 早泄3年余。

婚后一直早泄3年余。曾服用抗抑郁药及五子衍宗丸等中成药均未见明显疗效。

刻诊： 早泄，房事不到1分钟，抽动不到10次，甚至临门即射，平时常见色流精，头晕耳鸣，腰膝酸软，龟头冰冷，心慌，下肢冷，善太息，口干，汗出多，大便溏，日行一次，舌暗，苔白，脉细弦数。

辨证： 辨六经属少阴阳明太阴合病，辨方证为二加龙骨汤加苍苓仁方证。

处方： 桂枝10g，白芍10g，白薇12g，生龙骨、生牡蛎各15g（先煎），苍术15g，川附片15g，生姜3片（自备），大枣4枚（自备），炙甘草6g，茯苓12g，生薏苡仁18g。

7 剂，每日 1 剂，水煎，早晚饭后温服。

复诊（7 月 20 日）：上方服 3 剂，头晕耳鸣大减，见色流精亦减轻，服完 7 剂，早泄好转，房事能坚持 2～3 分钟，但不甚满意。上方加金樱子、韭菜子。

处方：桂枝 10g，白芍 10g，白薇 12g，生龙骨、生牡蛎各 15g（先煎），苍术 15g，川附片 15g，生姜 3 片（自备），大枣 4 枚（自备），炙甘草 6g，茯苓 12g，生薏苡仁 18g，金樱子 10g，韭菜子 10g。

7 剂，服法同上。

三诊（7 月 28 日）：性功能改善，房事可坚持 2～3 分钟，心慌减轻，上周遗精 2 次，汗出多，尤其晚上汗出多，胃脘胀痛，怕冷，口中和。

上方增川附片量。

处方：桂枝 10g，白芍 10g，白薇 12g，生龙骨、生牡蛎各 15g（先煎），苍术 15g，川附片 20g，生姜 3 片（自备），大枣 4 枚（自备），炙甘草 6g，茯苓 12g，生薏苡仁 18g，金樱子 10g，韭菜子 10g。

7 剂，服法同上。

四诊（8 月 5 日）：心慌气短消失，精神好转，性生活进一步改善，时间可达 5～6 分钟，余症消失。

予上方 7 剂，巩固治疗。

按：冯老指出，早泄是男科常见证、难治证，一般以脏腑辨证，多以补肾壮阳如全鹿丸、十全大补丸等，多致口舌烂、头面生疮，而毫无收效。经方认识到本病应以症状反应为主，不应以脏腑生理推论。案中见色流精、腰酸膝软、龟头冰冷、大便溏，均属里虚寒太阴；汗出、头晕、心慌、耳鸣、下肢冷，均属外邪里饮，因外寒甚，又见乏力明显，故外为少阴证；口干，为虚热上冲，而属阳明里证。故本案辨六经属少阴阳明太阴合病，辨方证为二加龙骨汤加苍苓仁方证，治疗表里兼顾而收效。冯老认为，时方不注意治表，只顾补里使病情加重。本案首诊加苍术、茯苓、生薏苡仁为祛太阴寒湿；二诊加金樱子、韭菜子固精，治早泄；三诊加重川附片量，强壮少阴，治夜汗多、怕冷。方证相对，故疗效卓著。

（冯世纶医案）

2. 二加龙骨汤加苍术茯苓白僵蚕汤证

【阳痿案】

贾某，男，31 岁，2013 年 8 月 9 日初诊。

主诉：勃起不良 4～5 年。

刻诊：左侧睾丸胀，口干，自汗多，白天尿频，纳差，大便可。舌淡，苔白，脉细。

辨证：辨六经属少阴阳明太阴合病，辨方证属二加龙骨汤加苍术茯苓白僵蚕汤证。

处方：桂枝10g，白芍10g，白薇12g，炙甘草6g，生龙骨、生牡蛎各15g（先煎），川附子15g，苍术15g，茯苓12g，白僵蚕10g，生姜15g，大枣4枚。

7剂，每日1剂，水煎，早晚饭后温服。

复诊（8月16日）：白天尿频好转，余症变化不大。上方加金樱子。

处方：桂枝10g，白芍10g，白薇12g，炙甘草6g，生龙骨、生牡蛎各15g（先煎），川附子15g，苍术15g，茯苓12g，白僵蚕10g，生姜15g，大枣4枚，金樱子15g。

7剂，服法同上。

三诊（9月6日）：诸症好转，纳增，口干，腰酸。

上方增川附子18g。

7剂，服法同上，巩固疗效。

按：凡勃起功能障碍或早泄，证属少阴者，冯老常用二加龙骨汤治疗。案中睾丸胀、尿频，属少阴表虚寒；口干、自汗多，为阳明里热；尿频、纳差，属太阴里湿。故本案辨六经属少阴阳明太阴合病，辨方证属二加龙骨汤加苍术茯苓白僵蚕汤证。加苍术、茯苓祛太阴里湿；加白僵蚕化痰散结、通经活络，既治睾丸胀，也治"痰湿所痼而阳不得伸"（《本草思辨录》），即治阳痿。二诊加金樱子，以固精缩尿，也有助于勃起。三诊加大附子用量，强壮少阴，治腰痛。

（冯世纶医案）

3. 二加龙骨汤加苍术茯苓汤证

【阳痿案】

张某，男，30岁，2012年10月8日初诊。

主诉：勃起不良3年余。

刻诊：口干，有时汗出，纳可，大便如常，夜尿1～2次。舌淡，苔白根腻，脉细。

辨证：本案勃起不良3年余，病程良久，多属少阴虚寒证；口干、汗出，为阳明里热；夜尿稍多、苔根腻，属太阴寒湿。

故辨六经属少阴阳明太阴合病，辨方证属二加龙骨汤加苍术茯苓汤证。加苍术、茯苓祛太阴里湿。

处方：桂枝 10g，白芍 10g，白薇 12g，炙甘草 6g，生龙骨、生牡蛎各 15g（先煎），川附子 10g，苍术 10g，茯苓 12g，生姜 15g，大枣 4 枚。

7 剂，每日 1 剂，水煎，早晚饭后温服。

复诊（10 月 15 日）：初服勃起明显好转，但效果不持久，有时口干，夜尿 1 次，苔白，脉细。

上方增川附子量，并加金樱子，以补肾固精。

处方：桂枝 10g，白芍 10g，白薇 12g，炙甘草 6g，生龙骨、生牡蛎各 15g（先煎），川附子 15g，苍术 10g，茯苓 12g，生姜 15g，大枣 4 枚，金樱子 15g。

7 剂，服法同上。

三诊（10 月 29 日）：勃起尚不理想，口干，四逆，苔白，脉细。

证转少阳，属四逆散加蜈蚣僵蚕远志菖蒲汤证。加远志、菖蒲、蜈蚣、白僵蚕，定心气、开心窍、通肝络，以助勃起。

处方：柴胡 12g，枳实 10g，白芍 10g，炙甘草 6g，蜈蚣 2 条，白僵蚕 10g，远志 10g，菖蒲 10g。

7 剂，服法同上。

四诊（11 月 12 日）：夜间有勃起，仍口干，四逆，夜尿不多，汗不多，无盗汗，苔白，脉细。

上方加广地龙，通经活络，以助勃起；加天花粉滋润阳明，改善口干症状。

处方：柴胡 12g，枳实 10g，白芍 10g，炙甘草 6g，蜈蚣 2 条，白僵蚕 10g，远志 10g，菖蒲 10g，广地龙 10g，天花粉 12g。

7 剂，服法同上。

五诊（12 月 3 日）：夜间有勃起，四逆，二便如常，口干，苔白腻，脉细。

因四逆、口干始终不去，可见证已转厥阴，属柴胡桂枝干姜汤加龙骨附子汤证。加附子强壮少阴，以助四逆的改善；加龙骨固精宁神，以助勃起。

处方：柴胡 12g，天花粉 12g，黄芩 10g，生龙骨、生牡蛎各 15g（先煎），干姜 10g，桂枝 10g，炙甘草 6g，川附子 15g。

7 剂，服法同上。

六诊（12 月 17 日）：四逆尚明显，体胖，口时干，夜晨有勃起，大便调。

上方去天花粉，加白薇，敛阳明里热；增川附子量，治四逆。

处方：柴胡 12g，黄芩 10g，生龙骨、生牡蛎各 15g（先煎），干姜 10g，桂枝 10g，炙甘草 6g，川附子 20g，白薇 12g。

7 剂，服法同上。

七诊（12 月 24 日）：四逆明显减轻，口干已，勃起正常。

上方继服 1 周，巩固疗效。

按： 本案初起与上案（案2）类似，冯老从常规套路二加龙骨汤证入手，初服有效，继服则效不明显；三诊因见四逆，遂改四逆散加味，勃起也有效，但四逆、口干始终不去，故五诊改为柴胡桂枝干姜汤加附子；六诊四逆、口干尚明显，增附子、加白薇、去天花粉，似回二加龙骨汤老路，但厥阴病依在，仍基本保留柴胡桂枝干姜汤。可见，六经辗转是常态，方证相随是定法。

（冯世纶医案）

4. 二加龙骨汤加苍术茯苓汤证

【阳痿早泄案】

陈某，男，29岁，2012年9月13日初诊。

主诉： 阳痿早泄1年。

银屑病16年，去年10月患前列腺炎，近勃起差，早泄，口干思饮，易食后泄，小便正常，易汗出或盗汗，偶腰酸。苔白，脉细弦。

辨证： 辨六经属少阴阳明太阴合病，辨方证属二加龙骨汤加苍术茯苓汤证。

处方： 桂枝10g，白芍10g，白薇12g，炙甘草6g，生龙骨、生牡蛎各15g（先煎），川附子15g，苍术10g，茯苓15g，生姜15g，大枣4枚。

7剂，每日1剂，水煎，早晚饭后温服。

复诊（9月20日）： 勃起好转，早泄改善，口干已，但鼻干，易食后泄，盗汗已，仍易自汗出，腰酸。苔白，脉细。上方加桑螵蛸、山药。

处方： 桂枝10g，白芍10g，白薇12g，炙甘草6g，生龙骨、生牡蛎各15g（先煎），川附子15g，苍术10g，茯苓15g，生姜15g，大枣4枚，桑螵蛸10g，生山药15g。

7剂，服法同上。

三诊（10月4日）： 服药有效，停药症又现，腰酸不明显，但腰凉明显，汗出少，口中和。苔白，脉细。上方增川附子20g，先煎。

7剂，服法同上。

四诊（10月11日）： 性生活基本正常，余症不明显。上方7剂巩固。

按： 冯老认为，案中勃起差、早泄、腰酸，属少阴表虚寒；口干思饮、汗出，为阳明里热；食后易泄，为太阴寒湿。可见，本案辨六经属少阴阳明太阴合病。辨方证属二加龙骨汤加苍术茯苓汤证。加苍术、茯苓，祛太阴寒湿。二诊加桑螵蛸补肾固精，加山药健脾止泻。三诊增川附子量，以增强温壮少阴之力。

（冯世纶医案）

5. 二加龙骨汤合猪苓汤加生薏苡仁汤证

【慢性前列腺炎案】

张某，男，19 岁，2021 年 5 月 6 日初诊。

主诉：尿频、尿余沥、小腹胀痛 1 年余。

刻诊：白天小便 10～20 次，夜尿无，勃起不坚，性生活 5～6 分钟，遗精每周 1～3 次，手汗多，肢冷，大便干。无其他慢性疾病史。舌红，苔黄，脉细沉。

辨证：案中肢冷、手汗多、小腹胀痛、脉细沉，属少阴虚寒，因患者有长期"失精"史，故合二加龙骨汤方证；尿频、尿余沥、大便干、舌红、苔黄，为阳明里热津虚夹湿，乃猪苓汤方证。

故辨六经属少阴阳明合病，辨方证为二加龙骨汤合猪苓汤加生薏苡仁汤证。加生薏苡仁，清热利湿排浊。

处方：桂枝 12g，白芍 12g，生姜 6g，大枣 10g，炙甘草 6g，白薇 10g，生龙骨、生牡蛎各 15g（先煎），制附子 6g（先煎），猪苓 10g，泽泻 10g，茯苓 15g，阿胶珠 10g（烊冲），滑石 15g，生薏苡仁 30g。

7 剂，每日 1 剂，水煎，早晚饭后温服。

复诊（5 月 15 日）：当天服药后尿频和小腹疼痛就有所缓解，服药第 4 天，尿频、尿余沥明显好转。刻下白天小便 6～10 次，肢冷好转，大便通畅。遗精尚有，每次遗精后，手汗频发。上方制附子加量，另加金樱子，以强壮少阴、固精敛汗。

处方：桂枝 12g，白芍 12g，生姜 6g，大枣 10g，炙甘草 6g，白薇 10g，生龙骨、生牡蛎各 15g（先煎），制附子 12g（先煎），猪苓 10g，泽泻 10g，茯苓 15g，阿胶珠 10g（烊冲），滑石 15g，生薏苡仁 30g，金樱子 15g。

7 剂，服法同上。

三诊（5 月 23 日）：白天小便 5～6 次，余沥不明显，小腹胀痛消失，手汗减轻，遗精未作。

上方继服 1 周，巩固治疗。

按：对于小便不利，余尿不尽，尿后或大便时尿道有蛋清样黏液溢出，时伴见心悸、盗汗、眠差、遗精、早泄等，用肾气丸治疗常无效，而用苦寒药治疗后常加重。冯世纶教授认为此为营卫不和、外寒内饮之证，病久精血虚而水饮盛，湿久郁而上扰致神明不安，治当调和营卫、益精养血兼以化饮敛神为法。常用二加龙骨汤合猪苓汤治疗。随症加减：盗汗明显者加酸枣仁 15g；尿浊者加生薏苡仁 15g、川草薢 10g；尿痛者加大黄 3g，或赤小豆 15g、当归 6g。

（谢作钢医案）

甘草泻心汤类方证 >>>

（一）甘草泻心汤方证解读

甘草四两，黄芩三两，人参三两，干姜三两，黄连一两，大枣十二枚，半夏半斤。

上七味，水一斗，煮取六升，去滓再煎，温服一升，日三服。

【方解】

本方以半夏泻心汤加重甘草用量（四两）而成。重用甘草，并以之为名，取其甘温补中、健脾和胃之功，以缓客气之上逆。佐人参补胃虚而消心下痞；大枣补中助甘草之缓急迫；干姜、半夏温中散寒化饮，辛降和胃止呕；芩连苦寒，清热消痞除烦。诸药合用，脾胃得健，寒热升降得复，故痞、利、干呕诸症皆除。

按：《伤寒论》甘草泻心汤是用炙甘草，重在补中；《金匮要略》甘草泻心汤是用生甘草，重在清热解毒，利于狐惑病（以咽喉及前后二阴蚀烂为主症）的治疗。正如《本草疏证》云："甘草……大率除邪气、治金创、解毒，皆宜生用；缓中补虚、止渴，宜炙用。"

【仲景书原文解读】

《伤寒论》第158条："伤寒中风，医反下之，其人下利，日数十行，谷不化，腹中雷鸣，心下痞硬而满，干呕心烦不得安。医见心下痞，谓病不尽，复下之，其痞益甚。此非结热，但以胃中虚，客气上逆，故使硬也。甘草泻心汤主之。"

《金匮要略·百合狐惑阴阳毒病》曰："狐惑之为病，状如伤寒，默默欲眠，目不得闭，卧起不安，蚀于喉为惑，蚀于阴为狐，不欲饮食，恶闻食臭，其面目乍赤、乍黑、乍白。蚀于上部则声喝（一作嗄），甘草泻心汤主之。"

解读：本方证乃反复误下后，胃气大虚，邪气内陷所致。水热壅逆于心下，则心下痞硬、干呕、心烦、卧起不安；水热下走肠间，则腹中雷鸣、下利；胃虚多湿，则不欲饮食，恶闻食臭；下有寒湿，上有虚热，则或前后阴溃疡，或口舌糜烂。故冯世纶教授言本方适用于上热下寒、中虚客气上逆、下利者，方证属厥阴病证。

【方证要点】

本方证六经归属厥阴病证，半夏泻心汤证中气更虚者。

常见：口舌糜烂，肠鸣腹泻，前后阴溃疡。

可见：心下痞硬，干呕，心烦，卧起不安，不欲饮食，恶闻食臭。

【临证发挥】

甘草泻心汤在临床多用于治疗消化性溃疡与慢性胃肠炎，但对于男性泌尿生殖道感染、溃疡，男性尿道炎后综合征，包皮龟头炎，前列腺炎，不射精症等也有较好的疗效。如果两者兼而有之，则更为理想。如兼外寒内饮、小便不利者，可合五苓散。另外，本方需同半夏泻心汤、生姜泻心汤、黄连汤加以鉴别运用。四方均可治"呕、利、痞"。半夏泻心汤偏向呕而心下痞硬、肠鸣；生姜泻心汤乃半夏泻心汤加生姜（四两），减干姜（一两），故嗳逆明显，突出干噫食臭症状，下利也较半夏泻心汤偏重；甘草泻心汤重用甘草，缓急迫，故又治"心烦不得安""卧起不安"，《金匮要略》甘草泻心汤又治狐惑病；黄连汤加大黄连用量（三两），更加桂枝，治胸中有热、气上冲，故烦热症状明显。

（二）验案举隅

1. 甘草泻心汤合赤小豆当归散加苍术薏苡仁汤证

【早泄案】

患某，男，37岁，2011年3月9日初诊。

主诉： 早泄伴阴囊冷痛、舌糜两年余。

两年来一直早泄，性交时间1～2分钟。服用抗抑郁药，效果不满意。经中医治疗，服用桂枝加龙骨牡蛎汤也无效。

刻诊： 早泄，睾丸、阴囊冷痛，阴茎根部压痛，尿后尿道不适，舌糜，面痤，大便溏而不爽，苔白腻，脉细。

辨证： 辨六经属厥阴病，辨方证为甘草泻心汤合赤小豆当归散加苍术薏苡仁汤证。

处方： 炙甘草12g，黄芩6g，黄连5g，炮姜5g，干姜5g，党参10g，生薏苡仁30g，赤小豆15g，当归10g，苍术10g，大枣4枚。

7剂，每日1剂，水煎，早晚饭后温服。

复诊（3月17日）： 服药后，射精稍能控制，性交时间可达3～4分钟，睾丸、阴囊冷痛消失，余症减轻。

予原方加生龙骨、生牡蛎。

处方：炙甘草 12g，黄芩 6g，黄连 5g，炮姜 5g，干姜 5g，党参 10g，生薏苡仁 30g，赤小豆 15g，当归 10g，苍术 10g，大枣 4 枚（自备），生龙骨、生牡蛎各 15g（先煎）。

7 剂，服法同上。

三诊（3 月 25 日）：服用上方后，同房 2 次，时间可达 5～6 分钟，余症消失。

予上方 7 剂善后。

按：案中舌糜、面痤属上热；睾丸、阴囊冷痛，及大便溏属下寒夹湿；上热下寒，上盛下虚，必发早泄。故本案辨六经属厥阴病。冯老认为，舌糜、面痤既是甘草泻心汤的主症，也是赤小豆当归散的主症，故本案辨方证为甘草泻心汤合赤小豆当归散加苍术薏苡仁汤证。甘草泻心汤是在半夏泻心汤的基础上加大甘草用量，主要用于缓急迫，既然能缓"心烦不得安"之急迫，当然也能缓"早泄"之急迫，自有异曲同工之妙。赤小豆当归散，来自《金匮要略》，治疗狐惑病和"下血，先血后便"之"近血"，具有利湿活血、排脓排毒之功效，冯老常用于舌糜、面痤之辅助治疗，以加强疗效。另加苍术、薏苡仁祛湿排脓而利尿道之不适。二诊加生龙骨、生牡蛎利于固精而延长射精时间。

（冯世纶医案）

2. 甘草泻心汤合赤小豆当归散证

【淋证案】

杨某，男，32 岁，2012 年 11 月 8 日初诊。

主诉：发现支原体感染 10 日。

10 月 29 日外院检查支原体感染，现有尿灼热，无尿频，夜尿 1～2 次，口糜，纳可，大便如常，有时腰不适，苔白，舌尖红，脉细。

辨证：辨六经属厥阴病，辨方证为甘草泻心汤合赤小豆当归散证。

处方：炙甘草 12g，黄芩 10g，黄连 6g，党参 10g，干姜 10g，清半夏 15g，赤小豆 15g，当归 10g，大枣 4 枚（自备）。

上药 7 剂，每日 1 剂，水煎，早晚饭后温服。

复诊（11 月 15 日）：口糜已，尿灼热、腰酸减轻，口干，饮水多，尿不尽，阴囊潮湿，时睾丸疼痛，出汗不多，尿酸高，苔白，脉细。

辨证：辨六经属太阳太阴阳明合病证，辨方证为五苓散合赤小豆当归散证。

处方：桂枝 10g，茯苓 12g，猪苓 10g，泽泻 12g，苍术 15g，赤小豆 15g，当归 10g。

7剂，服法同上。

三诊（11月29日）：上症好转，复查支原体已经转阴。

予上方7剂善后。

按：本案也属寒热错杂之厥阴病，只是寒象不太明显（唯有腰酸不适），因有口糜，故有甘草泻心汤之适应证。加赤小豆当归散利湿活血排毒。二诊口糜已，而见腰酸、口干思饮、汗出、尿不尽、阴囊潮湿、时睾丸疼痛，冯老辨六经属太阳太阴阳明合病证，辨方证为外邪内饮、饮停化热之五苓散合赤小豆当归散证。

（冯世纶医案）

桂枝茯苓丸类方证 >>>

（一）桂枝茯苓丸方证解读

桂枝、茯苓、牡丹（去心）、桃仁（去皮尖，熬）、芍药各等分。

上五味末之，炼蜜和丸，如兔屎大，每日食前服一丸。不治，加至三丸。

【方解】

方中桂枝、茯苓治疗外邪内饮所致气冲、心悸动，桃仁、芍药、牡丹皮凉血祛瘀治疗腹满痛。

【仲景书原文解读】

《金匮要略·妇人妊娠病》第2条："妇人宿有癥病，经断未及三月，而得漏下不止，胎动在脐上者，为癥痼害。妊娠六月动者，前三月经水利时，胎也。下血者，后断三月衃也。所以血不止者，其癥不去故也，当下其癥，桂枝茯苓丸主之。"

解读： 本条文可以理解为，"经断未及三月"之"漏下不止"（非妊娠所致，因胎动在脐上），与妊娠六月之后三月出现的"下血"，均属癥病（衃）所致，均可用桂枝茯苓丸化瘀消癥。

按： 桂枝茯苓丸为化瘀消癥的代表方，善于治疗瘀血诸症，但临床运用不应限于局部疼痛和肿块。冯老认为本方治疗瘀血证、气冲心悸而腹满痛，当属太阳阳明太阴合病证。另据《素问·调经论》"血并于下，气并于上，乱而喜忘"，《伤寒论·辨阳明病脉证并治》第237条"阳明证，其人喜忘者，必有蓄血，所以然者，本有久瘀血，故令喜忘"，《伤寒论·辨太阳病脉证并治》第125条"其人如狂，血证谛也"的记载可知，瘀血证可有头痛、头晕、心烦易怒、甚则发狂等精神症状，进一步拓宽了桂枝茯苓丸的方证内涵。

【方证要点】

本方证六经归属太阳阳明太阴合病证。

常见：久有瘀血，腹痛胁痛有定处，或有肿块，或下血者。

可见：局部疼痛拒按、昼轻夜重，或伴有面部、口唇、爪甲青紫，或伴头痛、头晕、心悸、心烦易怒，舌质紫暗或边有瘀点，脉沉涩。

【临证发挥】

桂枝茯苓丸具有活血化瘀、利湿排浊、消癥散结的功效，原治"妇人宿有癥病"而"漏下不止"。男科移治男子"精室瘀阻"（前列腺增生）而"血精难已"（精囊炎），或"精漏不已"（慢性前列腺炎）者，甚为恰当。男科其他疾病如附睾炎、精索静脉曲张、精液液化不良、阳痿、遗精等属血瘀者也可治疗。冯老认为本方不仅治疗妇人癥瘕害或出血者，凡瘀血证而不宜桃核承气汤攻下者，多可用本方治疗，尤其伴有气上冲、心跳者，更为合适。由于临证遇到单纯的血瘀证相对较少，常常血瘀与热邪，或寒邪，或气滞，或痰湿相兼，所以，桂枝茯苓丸与他方合用的机会比较多。如与大柴胡汤、四逆散、黄芪桂枝五物汤、桃核承气汤、泻心汤、葛根芩连汤、真武汤、当归芍药散、当归四逆汤等合用，以方证相应为原则，有是证合是方。

（二）验案举隅

1. 桂枝茯苓丸合肾着汤加橘核荔枝核汤证

【慢性前列腺炎案】

赵某，男，30 岁，2014 年 3 月 14 日初诊。

主诉：腰及左睾丸、左大腿根部放射性隐痛多月。

刻诊：夜尿 2～3 次，口干不明显，足冷，腰酸，苔白根腻，脉细。

辨证：辨六经属太阳阳明太阴合病，病因分析为下焦瘀血水停，辨方证为桂枝茯苓丸合肾着汤加橘核荔枝核汤证。

处方：桂枝 10g，牡丹皮 10g，桃仁 10g，白芍 10g，茯苓 12g，干姜 10g，苍术 15g，炙甘草 6g，橘核 15g，荔枝核 15g。

7 剂，每日 1 剂，水煎，早晚饭后温服。

复诊（4 月 3 日）：睾丸、大腿根部痛减，偶有股内侧隐隐痛，大便不成形或便秘，夜尿已，劳累后腰酸，汗出不多，口干，无盗汗，少腹胀不明显，饮水后小便增多，苔白，脉细。

辨证：辨六经属少阴阳明太阴合病，辨方证为二加龙骨牡蛎汤合桂枝加龙骨牡蛎汤加苓术汤证。

处方：桂枝 10g，白芍 10g，白薇 12g，炙甘草 6g，川附子 15g，苍术 15g，生龙骨、生牡蛎各 15g（先煎），茯苓 12g，生姜 3 片（自备），大枣 4 枚（自备）。

7 剂，服法同上。

三诊：服药后诸症好转，上方继服 7 剂。

按：本案腰及睾丸、大腿根部疼痛为瘀血所致，夜尿多、足冷、苔腻为太阴寒湿。冯老主要从病因分析为下焦瘀血，兼有寒湿水停，故辨方证为桂枝茯苓丸合肾着汤加橘核荔枝核汤证。加橘核、荔枝核理气止痛。二诊疼痛明显减轻，可见瘀血已去；而劳累后腰酸、汗出、口干、饮水后小便增多，呈现外寒夹饮兼有虚热。故辨六经属少阴阳明太阴合病，辨方证为二加龙骨牡蛎汤合桂枝加龙骨牡蛎汤加苓术汤证。加苍术、茯苓利饮。

（冯世纶医案）

2. 桂枝茯苓丸合萆薢分清饮合四妙丸加贝母花粉大黄败酱公英汤证

【前列腺增生伴急性前列腺炎案】

林某，男，60 岁，2019 年 8 月 13 日初诊。

主诉：排尿困难 3 个月。

刻诊：排尿困难，尿急，尿失禁，白天小便 3～4 次，量少，夜尿 2～3 次，小腹疼痛，发热（体温 38.5℃），恶寒。血常规：WBC $12.0×10^9$/L，N 74.4%，L 16.5%。尿常规：白细胞（+）。PSA 16.721ng/mL，fPSA 2.641ng/mL，fPSA/PSA 0.16。B 超检查：前列腺增大，三径为 45mm×38mm×37mm，伴有多发结石，大者 9mm。直肠指检：前列腺左侧偏大，表面光滑，扪之有灼热感。舌红，苔黄腻，脉弦数。

辨证：辨六经属太阳阳明太阴合病，病因分析为下焦瘀血湿热，辨方证为桂枝茯苓丸合萆薢分清饮合四妙丸加贝母花粉大黄败酱公英汤证。

处方：桂枝 12g，茯苓 15g，桃仁 10g，牡丹皮 10g，赤芍 15g，萆薢 15g，石菖蒲 9g，黄柏 10g，苍术 12g，丹参 15g，车前子 15g（包），川牛膝 15g，薏苡仁 15g，浙贝母 30g，天花粉 15g，制大黄 9g，败酱草 15g，蒲公英 30g。

7 剂，每日 1 剂，水煎，早晚饭后温服，禁酒，忌辛辣刺激之品。

复诊（8 月 21 日）：上症好转，未发热。舌红，苔白腻，脉弦。前列腺液常规：卵磷脂小体 +/HP，白细胞 +++/HP。血常规：白细胞 $6.7×10^9$/L，中性粒细胞 45.2%。尿常规：正常。

效不更方，原方 7 剂，将息同上。

三诊（8 月 30 日）：大便两天未行，小腹胀痛，排尿不畅。PSA 2.218ng/mL，

fPSA 0.167ng/mL，fPSA/PSA 0.08。舌淡，苔白腻，脉小弦。

辨证：辨六经属太阳阳明少阳太阴合病，辨方证为桂枝茯苓丸合大柴胡汤加贝母花粉汤证。

处方：桂枝 12g，茯苓 15g，赤芍 15g，牡丹皮 15g，桃仁 10g，柴胡 15g，酒大黄 15g，枳壳 10g，黄芩 15g，姜半夏 15g，生姜 2 片（自备），大枣 6 枚（自备），浙贝母 30g，天花粉 15g。

7 剂，将息同上。

四诊（9 月 26 日）：大便已行，排尿通畅，偶有余沥不尽。

上方 7 剂，将息同上。

按：从案中发热、恶寒、小腹疼痛、小便不利等症状考虑，应属太阳太阴合病。结合病因分析，前列腺增生属"癥病"，排尿困难及小腹疼痛，乃下焦瘀血所致；前列腺表面灼热感，说明伴有急性前列腺炎，结合舌红、苔黄腻、脉弦数应属阳明湿热。故本案辨六经属太阳阳明太阴合病，兼有下焦瘀血湿热，辨方证为桂枝茯苓丸合草薢分清饮合四妙丸加贝母花粉大黄败酱公英汤证。草薢分清饮出自《医学心悟》（卷四），具有清热利湿、分清别浊之功效，主治赤白浊、淋病，针对急慢性前列腺炎之尿频、尿急、尿痛、小便余沥不尽、尿滴白等症状，均有较好疗效；四妙丸疏利下焦湿热，协助草薢分清饮改善尿路刺激症状；天花粉、浙贝母滋阴清热、排浊消肿；败酱草、蒲公英清热解毒、消肿排脓；制大黄集泻热毒、行瘀血、破积滞诸功，乃将军之药、画龙点睛之品，在治疗尿路感染疾病中，胡希恕先生极为推崇。诸药合用，祛瘀、解毒、排浊环环相扣，故取效甚捷。三诊时 PSA 指标已转正常，考虑是前列腺急性炎症引起，并非肿瘤所致；且尿急、尿失禁等尿路刺激症状已不明显，说明下焦湿热好转；排尿困难及小腹胀痛，提示瘀血梗阻症状尚在；大便未行，有大柴胡汤适应证。故予桂枝茯苓丸合大柴胡汤加贝母花粉汤善后。

（谢作钢医案）

3. 桂枝茯苓丸合三金汤加威灵仙牛膝车前滑石大黄汤证

【输尿管梗阻案】

钟某，男，50 岁，2016 年 1 月 22 日初诊。

主诉：排尿困难 1 年余。

刻诊：近年来一直感觉排尿不畅，尿等待，小腹部坠胀。B 超示右肾积水 2.8cm，右侧输尿管上段扩张。CT 示右肾积水，右侧输尿管中下段梗阻。血清 C-反应蛋白升高。舌红，苔黄腻，脉弦。

辨证： 辨六经属太阳阳明太阴合病，病因分析为下焦瘀血水停，辨方证为桂枝茯苓丸合三金汤加威灵仙牛膝车前滑石大黄汤证。

处方： 桂枝 12g，茯苓 15g，桃仁 10g，牡丹皮 10g，赤芍 15g，海金沙 30g，金钱草 30g，鸡内金 15g，石韦 15g，冬葵子 15g，瞿麦 15g，威灵仙 15g，川牛膝 15g，车前子 15g（包），滑石 15g，制大黄 9g。

14 剂，每日 1 剂，水煎，早晚饭后温服。

复诊（1 月 29 日）： 上症好转，尿量增多。

上方继服 7 剂，服法同上。

三诊（4 月 27 日）： 上方断断续续服药 2 个月，CT 示右侧肾盂及输尿管扩张好转，无积水。

嘱停药 3 个月后再复查 CT。

按： 本案西医病因未明，主张观察等待。笔者考虑输尿管慢性炎症或阴性结石引起梗阻，结合排尿困难、尿等待、小腹部坠胀、舌红、苔黄腻、脉弦等症状和体征，主要基于病因分析，应属湿热、痰浊、瘀血（或结石）阻滞，导致水道不利。故予桂枝茯苓丸合三金汤加威灵仙、川牛膝、车前子、滑石、制大黄。方中桂枝茯苓丸活血化瘀；三金汤（金钱草、海金沙、鸡内金）化石；威灵仙、牛膝、车前子、滑石、大黄，利尿化浊，通窍排石。

（谢作钢医案）

4. 桂枝茯苓丸加山甲寄奴当归贝母汤证

【慢性前列腺炎案】

王某，男，35 岁，2009 年 5 月 21 日初诊。

主诉： 会阴部疼痛伴小腹坠胀 1 年。

1 年前出现会阴疼痛，伴小腹坠胀、射精疼痛、小便滴白。已经多处治疗，西医诊断为慢性非细菌性前列腺炎/盆腔疼痛综合征（ⅢB 型），用过 α-受体阻滞剂、前列安栓等，中医多从清热利湿、理气止痛等方法治疗，症状始终未见明显改善，遂来我院就诊。

刻诊： 舌暗红，苔薄白，脉弦涩。

辨证： 辨六经属太阳阳明太阴合病，病因分析为下焦瘀血，辨方证为桂枝茯苓丸加山甲寄奴当归贝母汤证。

处方： 桂枝 10g，茯苓 15g，牡丹皮 10g，赤芍 15g，桃仁 10g，穿山甲 10g（免

煎颗粒剂，冲服），刘寄奴 15g，当归 15g，浙贝母 30g。

7 剂，每日 1 剂，水煎，早晚饭后温服，禁酒，忌辛辣刺激之品。嘱其房事要有规律，每周 1～2 次为宜；不宜久坐或长途骑车。

复诊（5 月 29 日）：服药后，会阴部疼痛减轻，射精疼痛消失，小便无滴白，小腹尚有坠胀。于原方加乌药、荔枝核。

处方：桂枝 10g，茯苓 15g，牡丹皮 10g，赤芍 15g，桃仁 10g，穿山甲 10g（免煎颗粒剂，冲服），刘寄奴 15g，当归 15g，浙贝母 30g，乌药 9g，荔枝核 15g。

7 剂，医嘱同上。

三诊（6 月 7 日）：服药后，会阴部疼痛及小腹坠胀等症已明显减轻，但胃纳下降。

考虑久服活血散气及寒凉之品伤及脾胃所致，上方减浙贝母用量，加谷麦芽助消化。

处方：桂枝 10g，茯苓 15g，牡丹皮 10g，赤芍 15g，桃仁 10g，穿山甲 10g（免煎颗粒剂，冲服），刘寄奴 15g，当归 15g，浙贝母 15g，乌药 9g，荔枝核 15g，谷芽、麦芽各 20g。

7 剂，医嘱同上。

四诊（6 月 18 日）：服上药后，会阴部疼痛及小腹坠胀等症已不明显，胃纳增加。予中成药桂枝茯苓丸胶囊巩固疗效。

按：慢性前列腺炎与中医"淋证"有关，但确切讲，应属于中医"精浊"范畴。故前医从清热利湿、理气止痛治疗罔效，乃未分清溺道与精道不同之故（详见"当归贝母苦参丸加土茯苓败酱菖蒲泽兰留行汤证"验案）。本案会阴疼痛、小腹坠胀是下焦瘀血阻滞所致；射精疼痛、小便滴白乃精室瘀阻、败精瘀浊排泄不畅之故；舌暗红、脉弦涩均是瘀血内阻之征。宜祛瘀排浊、通络止痛。故本案主要从病因分析入手，予桂枝茯苓丸祛瘀排浊、通络止痛；加穿山甲（此处需要说明的是，因穿山甲系国家保护动物，最新版《药典》中已未收载，故临床可用他药代替，下同）、刘寄奴活血通络；加当归、浙贝母，乃参当归贝母苦参丸之意，此方虽为妊娠血虚热郁小便难而设，然其养血润燥、清热散结之功又是治疗瘀血型慢性前列腺炎不可或缺的配伍，此外浙贝母尚有排浊之功，对于败精瘀浊排泄不畅所致射精疼痛、小便滴白有良效。二诊加乌药、荔枝核以疏肝通络。以上药物共奏活血祛瘀、通络止痛、散结排浊之效。方证相应，故效果满意。

（谢作钢医案）

5. 桂枝茯苓丸合补中益气汤加菟丝枸杞五味黄精牡蛎汤证

【男性不育案】

林某，男，27 岁，2016 年 2 月 15 日初诊。

主诉：未育 3 年余。

近 3 年来女方胎停 2 次，生化妊娠 1 次，平素月经正常，妇科内分泌检查未见异常。

刻诊：口干，神疲乏力，腰膝酸软，阴囊潮湿，睾丸坠胀，纳可，睡眠佳，二便常，舌质淡，苔薄白，脉小弦。无睾丸外伤史及腮腺炎病史。精液常规检查：量 2.8mL，浓度 0.19 亿/毫升，总活动力（PR+NP）18.26%，前向运动（PR）9.12%，正常形态精子 1.1%，精子 DNA 碎片（DFI）43.1%。精液培养：普通培养（－），解脲支原体（－），人型支原体（－），衣原体（－）。血清性激素检查正常。B 超：左侧精索静脉曲张，最宽径 2.3mm，乏式试验内径 2.8mm。

辨证：辨六经属太阳阳明太阴合病，病因分析为下焦瘀血兼有中气不足，辨方证为桂枝茯苓丸合补中益气汤加菟丝枸杞五味黄精牡蛎汤证。

处方：桂枝 12g，茯苓 15g，赤芍 15g，牡丹皮 10g，桃仁 10g，生黄芪 30g，党参 15g，白术 15g，当归 12g，升麻 6g，柴胡 6g，陈皮 6g，菟丝子 15g，枸杞子 15g，五味子 10g，黄精 30g，生牡蛎 15g。

14 剂，每日 1 剂，水煎，早晚饭后温服，禁酒烟，忌辛辣刺激之品。嘱其劳逸结合，不宜久坐或长途骑车。

复诊（2 月 29 日）：患者诉服药后精力充沛，腰酸及睾丸坠胀好转，阴囊尚有潮湿。

由于静脉回流障碍，精索静脉曲张不仅睾丸坠胀，也常见阴囊潮湿（《金匮要略》所谓"血不利则为水"），故加生薏苡仁健脾利湿。

处方：桂枝 12g，茯苓 15g，赤芍 15g，牡丹皮 10g，桃仁 10g，生黄芪 30g，党参 15g，白术 15g，当归 12g，升麻 6g，柴胡 6g，陈皮 6g，菟丝子 15g，枸杞子 15g，五味子 10g，黄精 30g，生牡蛎 15g，生薏苡仁 30g。

14 剂，医嘱同上。

三诊（3 月 15 日）：自诉上证好转，已无不适。精液常规检查：量 3.1mL，浓度 0.26 亿/毫升，总活动力（PR+NP）39.32%，前向运动（PR）29.21%，正常形态精子 3.2%，精子 DNA 碎片（DFI）26.3%。B 超：未及精索静脉曲张。

予上方 30 剂，调护同上。

6 月 13 日微信致谢，爱人已有身孕。

按：精索静脉曲张是男性不育症的重要因素，由于静脉回流障碍，导致局部温度升高、睾丸内 CO_2 蓄积、毒素反流、免疫学改变、组织病理改变等，最终影响睾丸生精功能，引起不育。结合病因分析，笔者认为"肝肾亏虚，中气下陷，气滞血瘀"为其主要病理机制，其中瘀血为核心病机。本案口干、神疲乏力、腰膝酸软、阴囊潮湿、睾丸坠胀，为太阳阳明太阴合病，兼下焦瘀血、中气不足。桂枝茯苓丸活血祛瘀，开流澄源；补中益气汤升举阳气，有助于浊血回流；菟丝子、枸杞子、五味子、黄精、生牡蛎补肾益精，重振"生机"。

经方治疗轻中度精索静脉曲张疗效确切，不仅体现在改善症状、提高生育能力，并经彩色多普勒超声证实，确能缩小静脉内径、减少静脉反流，只是远期疗效有待进一步观察。

（谢作钢医案）

桂枝甘草龙骨牡蛎汤类方证　>>>

（一）桂枝甘草龙骨牡蛎汤方证解读

桂枝一两（去皮），甘草二两（炙），牡蛎二两（熬），龙骨二两。

上四味，以水五升，煮取二升半，去滓，温服八合，日三服。

【方解】

本方乃桂枝甘草汤加龙骨、牡蛎，桂枝、甘草解外、降气冲；龙骨、牡蛎敛汗涩精、镇惊除烦。

【仲景书原文解读】

《伤寒论》第118条："火逆下之，因烧针烦躁者，桂枝甘草龙骨牡蛎汤主之。"

解读：一般认为，结合"火逆下之"及"烧针"的误治史，推知本证"烦躁"缘于火疗、攻下，致阳气外泄，心阳受损，君神无主，主以桂枝甘草龙骨牡蛎汤补益心阳、镇潜安神。而冯老从经方思维认识，本来是太阳病，病在表应以发汗解表治疗，庸医反以火逆、烧针、攻下造成烦躁，主要原因是火伤人体津液，不但使症不解，还引邪入里，故使人烦躁，形成太阳阳明合病，适宜桂枝甘草龙骨牡蛎汤治疗，即解表清里。

【方证要点】

本方证六经归属太阳阳明合病证。

外有寒、内有热有饮，较桂枝去芍药加蜀漆牡蛎龙骨救逆汤证痰饮轻者。

外证未解可见多汗、形寒畏冷；里热津伤夹饮、气上冲可见烦躁、心悸、失眠、心胸憋闷、气短；上实下虚可见尿频或遗尿。

【临证发挥】

本方可用于男科前列腺炎、尿频、遗尿、早泄、遗精、更年期综合征等，常伴有烦躁、心悸、失眠、多汗者。如尿频、遗尿可加益智仁、菟丝子、桑螵蛸、五味子等。本方需与桂枝甘草汤、桂枝去芍药加蜀漆牡蛎龙骨救逆汤加以鉴别。三方主治病情轻重有别，组方配伍各有特色。桂枝甘草汤证因发汗过多，致使心液耗伤、阳气亡失，兼水气上冲，故见"心下悸、欲得按者"，重用桂枝四两、炙甘草二两，平冲降逆定悸而缓急迫，属太阳病证；桂枝甘草龙骨牡蛎汤证系多重误治，导致津伤里热而烦躁，津伤较重，故方中桂枝少而甘草多，更有龙骨、牡蛎敛津镇潜，属太阳阳明合病证；桂枝去芍药加蜀漆牡蛎龙骨救逆汤证，因"火迫劫之"，也导致津伤亡阳、气上冲，并激动里饮上蒙清窍而发惊狂，乃至卧起不安，方用桂枝去芍药汤，加蜀漆涤痰开窍，重用龙骨、牡蛎镇潜心神，津伤、饮逆俱重，属太阳太阴阳明合病证。

（二）验案举隅

桂枝甘草龙骨牡蛎汤加苓术汤证

【早泄案】

王某，男，27岁，2014年4月4日初诊。

主诉：早泄1年余。

近1年来射精过早，不到1分钟，常感口干，遇事易激动。

刻诊：早泄，口干，腰痛怕冷，耳鸣，舌淡，苔白腻，脉细。

辨证：辨六经属太阳阳明太阴合病，辨方证为桂枝甘草龙骨牡蛎汤加苓术汤证。

处方：桂枝20g，炙甘草6g，生龙骨、生牡蛎各15g（先煎），茯苓15g，苍术15g。

7剂，每日1剂，水煎，早晚饭后温服。

复诊（4月11日）：口干不明显，性生活时间1～2分钟，腰痛怕冷、耳鸣仍有，舌淡，苔白腻，脉细。

上方增桂枝25g，7剂，服法同上。

三诊（4月18日）：性生活时间3～5分钟，耳鸣减轻，余症消失。

上方7剂巩固疗效。

按：冯老认为，本案腰痛怕冷为太阳病外寒；口干、耳鸣为阳明里热；苔白腻为太阴寒湿，故辨六经属太阳阳明太阴合病。本案"遇事易激动"似桂枝甘草龙骨牡蛎汤主症"烦躁"，故辨方证为桂枝甘草龙骨牡蛎汤加苓术汤证，加茯苓、苍术祛太阴寒湿。二诊腰痛怕冷、耳鸣仍有，外寒内饮明显，故加大桂枝剂量。

（冯世纶医案）

桂枝加龙骨牡蛎汤类方证 >>>

（一）桂枝加龙骨牡蛎汤方证解读

桂枝、芍药、生姜各三两，甘草二两，大枣十二枚，龙骨、牡蛎各三两。

上七味，以水七升，煮取三升，分温三服。

【方解】

本方由桂枝汤加龙骨、牡蛎组成，桂枝汤调和营卫、调气血，有收敛强壮作用；龙骨、牡蛎潜阳敛阴、敛神定志、止胸腹动悸；诸药合用，共成调和阴阳、潜阳涩精之效。

【仲景书原文解读】

《金匮要略·血痹虚劳病》第8条："夫失精家，少腹弦急，阴头寒，目眩，发落，脉极虚芤迟，为清谷，亡血，失精。脉得诸芤动微紧，男子失精，女子梦交，桂枝加龙骨牡蛎汤主之。"

解读：频繁遗精，精气不足，心肾不交。虚寒于下，故见小腹弦急、阴头寒；虚阳上亢故见目眩、发落，或可见心神不宁、心腹悸动；脉极虚芤迟是诸虚之应，脉芤动微紧更是精血不足、阴阳两虚、精失固摄之征。

【方证要点】

本方证六经归属太阳阳明合病证。

桂枝汤证兼见津液虚惊悸不安者。

可见：频繁遗精，小腹弦急，阴头寒，目眩，发落，心神不宁，心腹悸动，脉极虚芤迟，或脉芤动微紧。

【临证发挥】

本方具有安神、强壮、固精的功效，常用于遗精、早泄、尿频、遗尿、膀胱过度活动症、男性更年期综合征、阳痿、不育、性欲过度等男科疾病。值得一提的是，本方适加通精药物（如麻黄、急性子、石菖蒲、路路通、蜈蚣等）尚可治疗不射精，乃得益于本方调和阴阳之功。本方证的特点是上热下寒，《类聚方广义》云："禀性薄弱之人，色欲过多，身体羸瘦，面无血色，身常微热，小腹弦急，胸腹动甚，长服桂枝加龙牡汤，严慎闺房，可以肉骨回生矣。"可供参考。另外，如本方证（汗出、亡血、失精）进一步发展，即表阳证陷于表阴证，出现上热下寒更加明显者，宜用二加龙骨汤（详见"二加龙骨汤类方证"篇）。

（二）验案举隅

1. 桂枝加龙骨牡蛎汤合二加龙骨汤加苍术茯苓米仁汤证

【早泄案】

杨某，男，35 岁，2010 年 6 月 2 日初诊。

主诉：早泄半年余，伴心慌、肢冷。

半年前出现早泄，房事不到 1 分钟，平时常常感到莫名心慌，下肢发冷。多家医院检查，没有前列腺炎和内分泌失调，曾经服用抗抑郁药及中成药等均未见明显疗效，慕名找到冯老求治。诸症如上述。

刻诊：早泄，心慌，下肢冷，口干，汗出多，大便溏，日行 2 次，舌暗，苔白，脉细弦。

辨证：案中早泄、心慌、下肢冷、口干、汗出多，属少阴阳明合病；大便溏为太阴寒湿。

故本案辨六经属少阴太阴阳明合病；因早泄经久不愈，类似"失精家"，故本案辨方证属桂枝加龙骨牡蛎汤合二加龙骨汤加苍术茯苓米仁汤证。加苍术、茯苓、生薏苡仁为祛太阴寒湿。

处方：桂枝 10g，白芍 10g，白薇 12g，生龙骨、生牡蛎各 15g（先煎），苍术 15g，川附片 15g（先煎），生姜 3 片，大枣 4 枚，炙甘草 6g，茯苓 12g，生薏苡仁 18g。

7 剂，每日 1 剂，水煎，早晚饭后温服，忌生冷油腻之品。嘱其房事要有节制，1 周 1 次为宜。

复诊（6 月 11 日）：性功能改善，房事可坚持 2～3 分钟，心慌减轻，上周遗精 2 次，汗出多，尤其晚上汗出多，胃脘胀痛，怕冷，口中和，舌暗，苔白，脉细。

原方川附片加量，重在温阳；另加金樱子，重在固精。

处方：桂枝 10g，白芍 10g，白薇 12g，生龙骨、生牡蛎各 15g（先煎），苍术 15g，川附片 20g（先煎），生姜 3 片，大枣 4 枚，炙甘草 6g，茯苓 12g，生薏苡仁 18g，金樱子 10g。

7 剂，医嘱同上。

三诊（6 月 18 日）：心慌气短消失，精神好转，性生活进一步改善，时间可达 4～5 分钟，汗尚多，口微干思饮，打嗝，舌淡，苔白腻，脉弦细。

上方去生薏苡仁，加炮姜、功劳叶、狗脊，重在温中补肾，加强疗效。

处方：桂枝 10g，白芍 10g，白薇 12g，生龙骨、生牡蛎各 15g（先煎），苍术 15g，川附片 20g（先煎），生姜 3 片，大枣 4 枚，炙甘草 6g，茯苓 12g，金樱子 10g，炮姜 6g，功劳叶 15g，狗脊 15g。

7 剂，医嘱同上。

四诊（6 月 29 日）：诸症消失，性生活正常，时间已达 7～8 分钟。舌淡，苔白，脉细。

上方巩固治疗。7 剂，医嘱同上。

按：桂枝加龙骨牡蛎汤合二加龙骨汤是冯老治疗男科疾病常用处方之一。先生在《解读张仲景医学》一书中提道："失精、梦交，多由情欲妄动，神志不宁，因生梦幻所致。其病也基于汗出津伤、荣卫不和。龙牡之用，不只为固精，还重在敛神定志而止胸腹动悸，合用桂枝汤调荣卫和气血，本方是该证的正治。《小品》云'虚弱浮热汗出者，除桂加白薇、附子，名曰二加龙牡汤'，是该证的变治，用此二方适证加减，确有奇效。"

（冯世纶医案）

2. 桂枝加龙骨牡蛎汤合小柴胡汤合温胆汤证

【阳痿案】

林某，男，35 岁，2018 年 4 月 4 日初诊。

主诉：勃起困难 3 月余。

刻诊：同房时勃起不坚、不持久，无法插入，晨勃尚可。口干，口苦，入睡困难，盗汗。视听性刺激勃起检测（AVSS）（-），性激素正常。舌淡，苔白腻，脉弦。

辨证：辨六经属太阳少阳阳明合病，辨方证为桂枝加龙骨牡蛎汤合小柴胡汤合温胆汤证。

处方：柴胡 15g，党参 15g，黄芩 10g，法半夏 15g，炙甘草 6g，生姜 6g，红枣 10g，桂枝 12g，白芍 15g，陈皮 6g，茯苓 15g，竹茹 15g，枳实 15g，生龙骨、生牡蛎各 15g（先煎）。

12 剂，每日 1 剂，水煎，早晚饭后温服。

复诊（4 月 16 日）：勃起正常，尿稍灼热，余症好转。舌淡，苔白腻，脉弦数。加白茅根、芦根。

处方：柴胡 15g，党参 15g，黄芩 10g，法半夏 15g，炙甘草 6g，生姜 6g，红枣 10g，桂枝 12g，白芍 15g，陈皮 6g，茯苓 15g，竹茹 15g，枳实 15g，生龙骨、生牡蛎各 15g（先煎），白茅根 30g，芦根 15g。

12 剂，服法同上。

三诊（4 月 30 日）：性生活正常，余症消失。

上方 7 剂，巩固疗效，服法同上。

按：案中勃起困难、不坚、不持久，为营卫失调、宗筋失养，加之口干、盗汗，属太阳阳明合病，合桂枝加龙骨牡蛎汤证；口苦、脉弦为少阳病，合柴胡证；入睡困难、苔白腻，乃温胆汤证。故本案辨六经属太阳少阳阳明合病，辨方证为桂枝加龙骨牡蛎汤合小柴胡汤合温胆汤证。二诊见尿灼热、脉数，为里热所致，加白茅根、芦根，清热利尿。乃壮阳不在温，有时在清热利小便。

（谢作钢医案）

桂枝汤类方证 >>>

（一）桂枝汤方证解读

桂枝三两（去皮），芍药三两，甘草二两（炙），生姜三两（切），大枣十二枚（擘）。

上五味，㕮咀三味，以水七升，微火煮取三升，去滓，适寒温，服一升。服已须臾，啜热稀粥一升余，以助药力。温覆令一时许，遍身漐漐微似有汗者益佳，不可令如水流漓，病必不除。若一服汗出病瘥，停后服，不必尽剂。若不汗，更服依前法。又不汗，后服小促其间。半日许，令三服尽。若病重者，一日一夜服，周时观之。服一剂尽，病证犹在者，更作服。若汗不出，乃服至二三剂。禁生冷、黏滑、肉面、五辛、酒酪、臭恶等物。

【方解】

方中桂枝、生姜辛温发汗，并治气上冲和呕逆，同时配合甘草、大枣补益胃气；芍药微寒而敛，既制桂姜之辛，又助甘草、大枣养液。可见，本方既发汗解热，又安中养液，即通过增强人体精气，使外邪不得伏留于肌表，所谓解肌之义。这种解外和营的功能即所谓的调和营卫。

【仲景书原文解读】

《伤寒论》第 12 条："太阳中风，阳浮而阴弱。阳浮者，热自发；阴弱者，汗自出。啬啬恶寒，淅淅恶风，翕翕发热，鼻鸣干呕者，桂枝汤主之。"

《伤寒论》第 13 条："太阳病，头痛发热，汗出恶风者，桂枝汤主之。"

《伤寒论》第 15 条："太阳病，下之后，其气上冲者，可与桂枝汤，方用前法；若不上冲者，不得与之。"

《伤寒论》第 42 条："太阳病，外证未解，脉浮弱者，当以汗解，宜桂枝汤。"

《伤寒论》第 53 条："病常自汗出者，此为荣气和。荣气和者，外不谐，以卫气不共荣气谐和故尔。以荣行脉中，卫行脉外。复发其汗，荣卫和则愈。宜桂枝汤。"

《伤寒论》第 54 条："病人脏无他病，时发热、自汗出，而不愈者，此卫气不和也。先其时发汗则愈，宜桂枝汤。"

《伤寒论》第387条："吐利止而身痛不休者，当消息和解其外，宜桂枝汤小和之。"

解读：头痛发热、汗出恶风、脉浮弱是太阳表虚证，乃桂枝汤正证；鼻鸣干呕是表不解、气上冲；自汗出、身痛是营卫失调之征。

【方证要点】

本方证六经归属太阳病证。

常见：发热，汗出，恶风，脉浮缓。

可见：头痛，身痛，鼻鸣干呕，自汗出。

【临证发挥】

柯韵伯曰："因名立方者，粗工也；据症定方者，中工也；于证中审病机，察病情者，良工也。"有是证用是方不是"对症疗法"，要善于发现病机规律，拓展方证运用。如第387条"吐利止而身痛不休者，当消息和解其外，宜桂枝汤小和之"，即抓住桂枝汤证"营卫不和"的病机。本方谐营卫，调气血，还有健胃安中滋液的功效。故男科睾丸痛、尿频、遗精、早泄、阳痿、阳强、不育等均有适用的机会。其中尿频可以理解为桂枝汤方证男科运用之拓展，因太阳经气不约，则外而自汗，内而尿频。本方使用当以脾虚胃弱、营卫不足之体质偏弱者为宜，里热、蕴湿、痰湿见舌红、苔黄或苔腻者应属禁忌。尿频、遗尿可加桑螵蛸、益智仁；睾丸、小腹疼痛可加小茴香、乌药；阳痿可加白蒺藜、蜈蚣；遗精、早泄可加金樱子、芡实、龙骨、牡蛎。

（二）验案举隅

桂枝汤加芪归参术陈香菟丝汤证

【男性不育案】

贾某，男，40岁，工人，1986年初诊。

主诉：不育4年。

婚后4年不育，查精子计数0.4亿/毫升，活动精子数占总数40%，活动力降低，曾服全鹿丸等不效。5年前曾诊断为浅表性胃炎，胃脘部常疼痛，食后胀满，纳差、乏力、大便溏，一日1～2次，面色苍白，血红蛋白8.9g/L，舌淡红，苔薄白，脉沉细。

辨证：辨六经属太阳太阴合病，辨方证为桂枝汤加芪归参术陈香菟丝汤证。

处方：桂枝 10g，白芍 15g，炙甘草 6g，生姜 10g，大枣 4 枚，生黄芪 12g，党参 10g，陈皮 10g，白术 10g，木香 10g，当归 10g，菟丝子 15g。

6 剂，每日 1 剂，水煎，早晚饭后温服。

上药服 6 剂，纳增，乏力好转；又服 6 剂，胃脘痛已不明显。继续加减服用，6 个月其妻已孕。

按：一般治疗男性不育症，首先考虑补肾，即补先天之精。但本案补肾无效，却现胃脘疼痛、食后胀满、纳差、大便溏，一派太阴虚寒之象；尚有面色苍白、乏力等营卫失调、气血失充之征。故冯老认为，本案辨六经属太阳太阴合病，辨方证为桂枝汤加芪归参术陈香菟丝汤证。桂枝汤在此主在调和营卫、安中养液、化生气血；加黄芪、当归，仿黄芪建中汤和当归建中汤之义，调补中焦气血；加党参、白术健脾益气，以助生精；加陈皮、木香，理气和胃，以防诸药之壅腻，也助胃脘疼痛、食后胀满之缓解；加菟丝子补肾益精，以助先天。冯老指出，本案求嗣的重点在于培补后天之本。因生殖之精虽藏于肾，实生于谷，而谷纳化于脾胃，故脾胃化源旺盛，精自充足，自然能育。

（冯世纶医案）

黄土汤类方证 >>>

（一）黄土汤方证解读

黄土汤方（亦主吐血、衄血）：甘草、干地黄、白术、附子（炮）、阿胶、黄芩各三两，灶中黄土半斤。

上七味，以水八升，煮取三升，分温二服。

【方解】

方中灶中黄土（即伏龙肝）温中止血；白术、附子温脾统血；阿胶养血止血；生地黄、黄芩清出血后之烦热以治其标，且凉血止血；甘草调药和中。诸药相合，寒热同用，标本同治，温而不燥，滋而不腻，共奏温中止血之功。

【仲景书原文解读】

《金匮要略·惊悸吐衄下血胸满瘀血病》第15条："下血，先便后血，此远血也，黄土汤主之。"

解读：冯世纶教授将本方归于阴阳寒热错杂互见而陷于虚证之诸出血者，属厥阴病证。

按：脾胃虚寒、脾不统血，可见吐、衄、便、崩、尿血及紫癜等各种出血；脾阳虚、运化失职，可见四肢不温、面色无华、神疲乏力、泄泻；血虚津伤上热，可见心烦。

【方证要点】

本方证六经归属厥阴病证。

常见：大便溏而下血黑紫，兼见四肢冷痹、反心烦热者。

可见：吐血，衄血，尿血，皮肤紫癜，血色暗淡；面色无华，神疲乏力，泄泻；舌淡，苔白，沉迟或沉细弱。

【临证发挥】

黄土汤温中健脾，养血止血，临证遇血精、血尿属虚寒者均可用本方治疗。如阳虚重者，加天雄散补阳摄阴固精；如寒湿明显，常配合薏苡附子败酱散以散寒祛湿。出血明显者，加海螵蛸、茜草、艾叶、三七等，或配云南白药胶囊口服。另外，本方主药灶心黄土可用赤石脂（30～60g）代替，清代医家陈修园有"愚每用此方，以赤石脂一斤代黄土如神"的论述。赤石脂性温味甘涩，《神农本草经》云其"主泄利肠癖"；明代缪希雍《本草经疏》曰："本药涩可去脱，大小肠下后虚脱，非涩剂无以固之，故主腹痛肠癖及小便利，女子崩中漏下。"

（二）验案举隅

黄土汤去黄芩加茯苓姜炭汤证

【血精案】

冯某，男，51岁，2013年11月15日初诊。

主诉：血精1年半。

血精，无痛，夜尿2次，腰痛，口干，微盗汗出，纳可，昨夜血精加重，呈血样，无尿痛，四逆，双下肢恶风冒凉气，舌暗，苔白根腻，脉细。11月13日尿常规、生化检查未见异常，血常规、肿瘤化验指标也未见异常。

辨证：辨六经为厥阴病，辨方证为黄土汤去黄芩加茯苓姜炭汤证。

处方：灶心黄土60g，生地炭15g，生阿胶10g，苍术10g，川附子10g，干姜炭10g，茯苓12g，炙甘草6g。

7剂，每日1剂，水煎，早晚饭后温服。

复诊（11月22日）：腰痛减，盗汗已，口干减，四逆减，近喉中痒，有少量白痰，伴胸闷，少腹凉，苔白腻，脉细。

辨证：表里合病，应表里同治。

辨六经为太阳太阴合病，辨方证为桂枝汤合半夏厚朴加杏仁桔梗汤证。

处方：清半夏15g，厚朴10g，茯苓12g，苏子10g，桔梗10g，桂枝10g，白芍10g，杏仁10g，炙甘草6g，生姜15g，大枣4枚。

7剂，服法同上。

三诊（11月29日）：腰痛轻，血精变褐色，口苦，夜间偶有痰，大便日一行，便溏，下肢湿疹痒，胸闷、少腹凉减轻，四肢已温。舌暗，苔白，脉细。

辨证：外证好转，但现口苦、便溏、少腹凉，又凸显厥阴证。

辨六经为厥阴病，辨方证为甘草泻心汤合赤小豆当归散加炮姜荆芥汤证。甘草泻心汤中黄芩合干姜有止血作用，加炮姜更加强温中止血之力；合赤小豆当归和血利湿，加荆芥祛风止痒，均有利于下肢湿疹治疗。

处方：炙甘草 12g，黄芩 10g，黄连 6g，党参 10g，清半夏 15g，炮姜 5g，干姜 5g，大枣 10g，赤小豆 15g，当归 10g，荆芥 10g。

7 剂，服法同上。

四诊（12 月 13 日）：血精已，口苦，稍有胸闷，大便日一行，下肢湿疹已不痒，少腹凉减，腰痛，肛门潮湿痒，苔白腻，脉沉细。

上方继治 2 周，余症好转。

按：血精无痛，以癌症或精囊炎多见，本案肿瘤化验指标正常，冯老诊为精囊炎。腰痛、口干、盗汗、四逆、双下肢恶风冒凉气，上热下寒，属厥阴病，因有血症，为黄土汤的适应证。故本案辨六经为厥阴病，辨方证为黄土汤去黄芩加茯苓姜炭汤证。因无心烦等上热明显症状，故去黄芩；因苔白腻，有太阴寒湿，故加茯苓、姜炭，温化太阴寒湿，姜炭尚有温中止血之功。二诊，治疗后有效，据症状反应为太阳太阴合病，以桂枝汤合半夏厚朴治疗。三诊，腰痛、血精好转，但据症状反应，凸显厥阴证，故以甘草泻心加赤豆当归荆芥治疗，经治半月血精止。

（冯世纶医案）

肾气丸类方证 >>>

（一）肾气丸方证解读

干地黄八两，薯蓣四两，山茱萸四两，泽泻三两，茯苓三两，牡丹皮三两，桂枝一两，附子一两（炮）。

上八味，末之，炼蜜和丸，梧子大，酒下十五丸，加至二十五丸，日再服。

【方解】

方中生地黄、附子治血痹，生地黄尚治烦热；山茱萸收敛强壮，与附子为伍，固虚脱、治尿频；山药健胃强中；泽泻、茯苓利湿，配附子又治湿痹；牡丹皮祛瘀血，清上热；桂枝降冲逆，与附子为伍，尚祛寒湿、利关节。

【仲景书原文解读】

《金匮要略·中风历节病》附方："崔氏八味丸：治脚气上入，少腹不仁。"

《金匮要略·血痹虚劳病》第 15 条："虚劳腰痛，少腹拘急，小便不利者，八味肾气丸主之。"

《金匮要略·痰饮咳嗽病》第 17 条："夫短气，有微饮，当从小便去之，苓桂术甘汤主之，肾气丸亦主之。"

《金匮要略·消渴小便不利淋病》第 3 条："男子消渴，小便反多，以饮一斗，小便一斗，肾气丸主之。"

《金匮要略·妇人杂病》第 19 条："问曰：妇人病，饮食如故，烦热不得卧，而反倚息者，何也？师曰：此名转胞，不得溺也。以胞系了戾，故致此病，但利小便则愈，宜肾气丸主之。"

解读：本方主治下焦虚寒、气上冲，夹有瘀血水毒。下焦虚寒、血虚血瘀、里有停饮，故腰痛、少腹拘急或少腹不仁、小便不利或小便反多；上热故口渴、烦热；气上冲故短气、脚气上入。本方既治血痹，又治湿痹，既有滋阴强壮，又有利尿，故治虚劳腰痛、脚气、痰饮、消渴、转胞，一方治五病，可谓异病同治的典范。另外，本方也有清上温下的作用，当属厥阴病证。

【方证要点】

本方证六经归属厥阴病证。

常见：下焦痿痹，少腹不仁，小便不利，或失禁，或腰膝酸软，或痹痛，或虚热烦者。

可见：口渴，短气，脉沉细无力。

【临证发挥】

尤在泾《金匮要略心典》云："凡病涉水液由肾气虚者，用肾气丸，闭者能通，多者能约，积者能利，燥者能润。"这是对本方最好的写照。男科如慢性前列腺炎、前列腺增生症、阳痿、男性不育症、滑精、男性乳房发育症、男性更年期综合征等均有运用本方的机会。运用本方的关键在：①抓主证，主要是腰痛、小便不利或小便反多、口渴。②辨腹证，即少腹拘急，或少腹不仁，或脐下正中。③识脉证，脉沉细无力，右尺尤甚。又《黄帝内经》云"男子五八肾气衰"，"年四十而阴气自半也，起居衰矣"。因此，中老年人使用本方的机会较多。

（二）验案举隅

1. 肾气丸加五味子砂仁杜仲牛膝汤证

【慢性前列腺炎案】

刘某，男，36岁，2010年5月2日初诊。

主诉： 尿频、腰痛1年余。

1年余前出现尿频，日如厕10余次，尤夜尿频繁多达7～8次，腰痛，夜寐不安。经查为慢性非细菌性前列腺炎，历经多位中医或西医治疗，仍未痊愈，故来求诊。

刻诊： 诸症如上述，苔薄白，尺沉。

辨证： 辨六经为厥阴病，辨方证为肾气丸加五味子砂仁杜仲牛膝汤证。

处方： 熟地黄20g，山药20g，山茱萸12g，牡丹皮10g，茯苓12g，泽泻10g，肉桂6g，附子6g，五味子10g，砂仁6g，杜仲15g，怀牛膝15g。

14剂，每日1剂，水煎，早晚饭后温服。禁酒，忌辛辣刺激之品。嘱其房事应有节制。

复诊（5月16日）： 服上药后，尿频明显减少，白天5～6次，晚上3～4次，腰痛减轻，夜寐好转；苔薄白，尺沉。

效不更方，予上方再进14剂而愈。

按：冯老认为，案中尿频、腰痛、尺沉为下有虚寒，夜寐不安乃上有虚热，故属厥阴病证，因尿频、腰痛为肾气丸主证，故本案辨方证为肾气丸加五味子砂仁杜仲牛膝汤证。加五味子安神；加砂仁缩尿；加杜仲、怀牛膝，补肾利腰膝。方证对应，效果明显。

（冯世纶医案）

2. 肾气丸合生脉散加蜈蚣淫羊藿汤证

【阳痿案】

强某，男，56岁，2010年7月12日初诊。

主诉：勃起困难1年余，伴早泄。

1年前出现勃起困难，或插入不久即泄，性生活1月不到1次，晨间阴茎勃起少。经过外院检查，前列腺液常规及血清性激素水平均正常。西医诊断为心因性勃起功能障碍，服用希爱力未见明显疗效，遂求治。

刻诊：腰酸肢冷，口干，夜尿多，舌质淡，苔薄白，左脉浮弦。

辨证：辨六经为厥阴病，辨方证为肾气丸合生脉散加蜈蚣淫羊藿汤证。

处方：熟地黄24g，山茱萸15g，山药15g，茯苓10g，泽泻10g，牡丹皮10g，制附片6g，肉桂6g，党参15g，麦冬15g，五味子10g，蜈蚣1条，淫羊藿15g。

7剂，每日1剂，水煎，早晚饭后温服，禁生冷油腻之品。嘱其暂时不要房事。

复诊（7月20日）：用药后，自觉精力充沛，晨间阴茎勃起增多，余症好转；舌质淡，苔薄白，左脉小弦。

予原方7剂，调服同上。嘱其一周后观察效果。

三诊（7月28日）：服药后，勃起正常，已同房1次，硬度稍差，时间可达3~4分钟，余症消失。

予上方加白蒺藜疏肝助勃，增强疗效。

处方：熟地黄24g，山茱萸15g，山药15g，茯苓10g，泽泻10g，牡丹皮10g，制附片6g，肉桂6g，党参15g，麦冬15g，五味子10g，蜈蚣1条，淫羊藿15g，白蒺藜30g。

7剂，调服同上。

四诊（8月7日）：服药后，勃起已正常，同房1次，硬度正常，持续时间达5~6分钟。

予五子衍宗丸2盒，每次6g，一日3次，巩固疗效。

按：临证每遇阳痿、早泄，习惯常从肾虚论治，但也需从六经辨治、方证对应入手。案中腰酸肢冷、口干、夜尿多，上热下寒，属厥阴病，合肾气丸证；阳痿乃宗筋充血不足，似血痹，也属肾气丸主治范畴。故本案辨六经为厥阴病，辨方证为肾气丸合生脉散加蜈蚣淫羊藿汤证。因早泄、左脉浮弦为虚热上浮，心肾不交，故加生脉饮，益气养阴，交通心肾；加淫羊藿、蜈蚣壮阳通络。诸药合用，肾气充足，宗筋通畅，心肾相交，故性事可以持久。

（谢作钢医案）

肾着汤类方证 >>>

（一）肾着汤方证解读

甘草、白术各二两，干姜、茯苓各四两。

上四味，以水五升，煮取三升，分温三服，腰中即温。

【方解】

本方由甘草干姜汤加茯苓、白术而成，重用干姜与茯苓，干姜"温中……逐风湿痹"（《神农本草经》），茯苓健脾利水；白术主治"风寒湿痹"（《神农本草经》），"利腰脐间血"（《名医别录》）。诸药合用，使寒湿得祛，阳气温行，故"腰中即温"，肾着乃愈。

【仲景书原文解读】

《金匮要略·五脏风寒积聚病》第 16 条："肾着之病，其人身体重，腰中冷，如坐水中，形如水状，反不渴，小便自利，饮食如故，病属下焦，身劳汗出，衣里冷湿，久久得之，腰以下冷痛，腹重如带五千钱，甘姜苓术汤主之。"

解读： 古人以腰属肾，湿痹在腰而名为肾着。此病多由身劳汗出，衣里冷湿，久久得之。由于与一般的水气病不同，故"反不渴"而"小便自利"；由于水不在胃，故"饮食如故"。其中"小便自利"并非指小便正常，"犹曰'不禁'"（《类聚方广义》），这里应包括"尿频"。本方是在甘草干姜汤的基础上加味而成，甘草干姜汤出自《金匮要略·肺痿肺痈咳嗽上气病》，具有温补中阳的作用，乃治疗"上虚不能制下"所致"遗尿，小便数"之祖方。可见本方治疗"小便自利"的方证直接来源于甘草干姜汤。

按： 冯老根据"里虚寒，寒湿下注"病机，结合临床应用经验，将肾着汤方证加以拓展。如寒湿下注致"其人身体重"外，尚可见少腹会阴坠胀；阳虚不能外达，可见四逆；阳虚"小便自利"除尿频、遗尿外，甚或遗精，《古方便览》有肾着汤"治精液时泄不自禁"之记载；如属寒湿内滞者，也可见尿不尽、尿不畅；由于水饮内停，或见口干不欲饮。

【方证要点】

本方证六经归属太阴病证。

常见：腰冷重，小便自利。

可见：少腹会阴坠胀，下肢沉重，四逆，小便不利及尿不尽，夜尿频多，或遗尿，小便滴白，口中和，或口干不欲饮，舌质淡，苔微白腻，脉沉细。

【临证发挥】

本方男科多用于下焦寒湿所致勃起功能障碍、早泄、阴缩、睾丸疼痛、前列腺增生、慢性前列腺炎等。临证如兼见腹痛、头晕、心悸、小便不利，合当归芍药散；如有汗出、口渴、小便不利，合五苓散；若小便灼热，或便血，合赤小豆当归散。冯老运用肾着汤时常用苍术代替白术；如腰膝酸软，加狗脊、川续断、桑寄生、牛膝等；下腹部坠胀，加橘核、荔枝核；四逆，脉沉细，加制附片；小便涩痛、尿黄，加炒蒲黄、薏苡仁、血余炭；若尿频甚，加桑螵蛸、益智仁；尿道滴白，加生薏苡仁；消化不良，加焦二仙、陈皮、砂仁；便溏，以炮姜易干姜；大便干，以大量生白术易苍术。另外，治疗虚寒兼水饮的方证尚有苓桂术甘汤证、真武汤证等，需加以鉴别。

（二）验案举隅

1. 肾着汤加芍药汤证

【睾丸痛案】

窦某，男，27 岁，2015 年 1 月 1 日初诊。

主诉：睾丸痛 1 年余。

前列腺炎 6 年，近 1 年来常睾丸痛，会阴痛，茎缩，时重时轻，腰暖时痛减，久坐、腰冷、食辣则痛增，或左或右，紧张或重体力劳动后有阴茎后缩感，很畏寒，口中和，四逆轻，大便不稀，小便可，苔白脉细。

辨证：辨六经为太阴病，辨方证为肾着汤加芍药汤证。

处方：苍术 10g，干姜 30g，白芍 30g，炙甘草 6g，茯苓 15g。

7 剂，每日 1 剂，水煎，早晚饭后温服。

复诊（1 月 8 日）：睾丸痛减，夜醒头皮麻，眠差，口中和而四肢逆冷不明显，苔白脉细。

上方加川附子，温经散寒止头皮发麻。

处方：苍术 10g，干姜 30g，白芍 30g，炙甘草 6g，茯苓 15g，川附子 18g。

7 剂，服法同上。

三诊（2 月 13 日）：睾丸痛已，头皮麻已，眠如常，四逆不明显。

按：因睾丸痛来诊者很常见，多为慢性前列腺炎，或精索静脉曲张，或睾丸炎，亦有诊断不明确者。冯老认为，案中睾丸痛、会阴痛、腰冷、茎缩，得暖痛减，伴有畏寒，乃太阴寒湿无疑。因腰冷似"肾着"，故本案辨六经为太阴病，辨方证为肾着汤加芍药汤证。加芍药乃仿芍药甘草汤之意，缓急止痛。

（冯世纶医案）

2. 肾着汤加茴荔汤证

【精索静脉曲张案】

刘某，36 岁，2015 年 1 月 23 日初诊。

主诉：慢性前列腺炎、精索静脉曲张 2 年。

刻诊：左侧股内胀痛，少腹胀，腰痛，尿频尿急，夜尿 0～1 次，口中和，纳可，大便溏，日二行，苔白脉细。

辨证：辨六经为太阴病，辨方证为肾着汤加茴荔汤证。

处方：干姜 20g，苍术 18g，茯苓 12g，炙甘草 6g，小茴香 10g，荔枝核 15g。

7 剂，每日 1 剂，水煎，早晚饭后温服。

复诊（1 月 30 日）：左侧股内胀痛减，尿急好转，次数减，早起口干苦，大便日二行，苔白脉细。

上方加十大功劳叶清热补肾。

处方：干姜 20g，苍术 18g，茯苓 12g，炙甘草 6g，小茴香 10g，荔枝核 15g，十大功劳叶 15g。

7 剂，服法同上。

三诊（2 月 13 日）：小腹坠胀，左股内胀痛，尿急尿频已，早起口干苦，大便日二行，时有汗出，苔白脉细。

口干苦为少阳郁热；小腹坠胀、左股内胀痛、脉细，属血虚水盛。

辨证：辨六经为少阳太阴合病，辨方证为四逆散合当归芍药散合赤小豆当归散加茴香汤证。合当归芍药散及赤小豆当归散活血利水，加小茴香理气止痛。

处方：柴胡 12g，枳实 10g，白芍 10g，炙甘草 6g，当归 10g，川芎 6g，苍术 10g，茯苓 12g，泽泻 12g，赤小豆 15g，小茴香 10g。

7 剂，服法同上。

四诊（2 月 20 日）：口干苦已，大便日二行，左腹股沟轻微胀痛，纳差，小便正常，苔白脉细。

上方7剂，服法同上，巩固疗效。

按： 精索静脉曲张症临床常见，不一定有症状，有什么症状，据症状反应辨证施治。冯老认为，本案左侧股内胀痛、少腹胀、腰痛，乃"寒则收引"所致，尚有尿频、大便溏，可见是里虚寒而有饮，属太阴病。因腰痛、尿频是肾着汤主证，故辨方证为肾着汤加茴荔汤证，加小茴香、荔枝核散寒止痛。三诊据症状反应属少阳太阴合病，为四逆散合当归芍药散合赤小豆当归散加茴香汤证。

（冯世纶医案）

3. 肾着汤合五苓散加狗脊汤证

【早泄案】

李某，男，29岁，2011年3月28日初诊。

主诉： 早泄4年余。

4年前开始出现早泄，每次性交时间不到2分钟，头晕乏力，腰痛下坠，小腿无力，四肢怕冷，无汗，纳可，口干，夜尿3～4次，大便稀，1日2次。舌淡润，苔白稍腻，脉弦细滑。

辨证： 辨六经属太阳太阴阳明合病，辨方证为肾着汤合五苓散加狗脊汤证。

处方： 干姜15g，苍术15g，茯苓15g，炙甘草6g，桂枝10g，猪苓10g，泽泻15g，狗脊15g。

7剂，每日1剂，水煎，早晚饭后温服。

复诊（4月5日）： 患者服完7剂后，早泄好转，房事能坚持3～4分钟，腰痛减轻，怕冷减轻，夜尿1～2次，余症消失。

上方继服14剂，早泄未再复发。

按： 冯老认为，案中腰痛下坠、四肢怕冷、夜尿多、大便稀，为里虚寒夹饮，属太阴病；因腰痛、夜尿多是肾着汤主证，故合肾着汤证；下焦虚寒，精气不固，容易早泄，也是肾着汤的适应证，故《古方便览》有肾着汤"治精液时泄不自禁，心下悸"之记载；头晕、腰痛、肢冷、口干，乃外寒内饮，饮郁化热，属太阳太阴阳明合病，合五苓散证。故本案辨六经属太阳太阴阳明合病，辨方证为肾着汤合五苓散加狗脊汤证。加狗脊重在温里强壮沉衰。

（冯世纶医案）

4. 肾着汤合赤小豆当归散加血余炭桑螵蛸汤证

【慢性前列腺炎案】

李某，男，28 岁，2011 年 7 月 12 日初诊。

主诉：尿频伴腰痛 3 个月。

经当地医院检查，前列腺液中白细胞增多（+++/HP），诊断为慢性前列腺炎，服用抗生素等西药，疗效不满意。

刻诊：尿频，白天近 20 次，夜尿 6～7 次，余沥不尽，腰痛下坠，小腹坠胀，口干不明显，汗少，大便稀，舌淡、苔白，脉弦细。

辨证：辨六经属太阴病，兼有瘀血，辨方证属肾着汤合赤小豆当归散加血余炭桑螵蛸汤证。

处方：炙甘草 6g，干姜 15g，苍术 15g，茯苓 15g，赤小豆 15g，当归 10g，血余炭 10g，桑螵蛸 10g。

7 剂，每日 1 剂，水煎，早晚饭后温服。

复诊（7 月 20 日）：尿频减轻，白天 10 余次，夜间 3～4 次，腰痛、下腹坠胀明显好转，尚有余沥不尽，大便稍硬，口中和，纳可，舌淡，苔白，脉细；前列腺液常规检查：卵磷脂小体 ++/HP，白细胞 +/HP。

效不更方。拟上方加益智仁温肾缩尿，改善尿频。

处方：炙甘草 6g，干姜 15g，苍术 15g，茯苓 15g，赤小豆 15g，当归 10g，血余炭 10g，桑螵蛸 10g，益智仁 10g。

7 剂，服法同上。

三诊（7 月 28 日）：尿频进一步减轻，白天 6～7 次，夜间 1～2 次，腰痛、腹坠已不明显，小便余沥好转，大便正常。舌淡、苔白，脉细。前列腺液常规检查：卵磷脂小体 +++/HP，白细胞 1～3/HP。

拟上方 7 剂继服，巩固疗效。

按：冯老认为，案中尿频、余沥不尽、腰痛下坠、小腹坠胀、汗少、大便稀、脉弦，为里虚寒夹饮，属太阴病。另外，久病必瘀，尤其是前列腺增生、慢性前列腺炎等多兼有瘀血。故本案辨六经属太阴病，兼有瘀血。腰痛下坠即"肾着之病"，故本案辨方证属肾着汤合赤小豆当归散加血余炭桑螵蛸汤证。加赤小豆当归散活血利水；加血余炭、桑螵蛸消瘀缩尿。全方共奏温化寒湿、活血祛瘀、温肾缩尿之功。方证相应，故取效明显。另外，冯老指出，本案"口干不明显，汗少"，也排除了五苓散证的可能性。

（冯世纶医案）

5. 肾着汤加十大功劳叶狗脊汤证

【阳痿案】

丁某，男，31岁，2014年3月28日初诊。

主诉：勃起不良数月。

勃起不良多月，腰痛，大便时溏，口中和，四逆，有时口周起疹，舌淡，苔白，脉细数。

辨证：辨六经属太阴病，辨方证为肾着汤加十大功劳叶狗脊汤证。

处方：干姜15g，苍术15g，茯苓15g，炙甘草6g，十大功劳叶15g，狗脊15g。

7剂，每日1剂，水煎，早晚饭后温服。

复诊（4月4日）：夜间有勃起感，但不能勃起，腰痛，会阴痛，口中和，偶有疱疹，白天汗出，手冷，大便时干时稀，苔白，脉细。

辨证：辨六经属太阳太阴阳明合病，辨方证为五苓散加十大功劳叶狗脊汤证。

处方：桂枝10g，白术10g，泽泻12g，茯苓12g，猪苓10g，十大功劳叶15g，狗脊15g。

7剂，服法同上。

三诊（4月18日）：勃起不良，汗出好转，多梦，阴囊潮湿，腰酸，面痤少起，口微干。苔白，脉细。

辨证：辨六经属少阴阳明太阴合病，辨方证为二加龙骨汤加苍术茯苓车前子汤证。

处方：桂枝10g，白芍10g，白薇12g，炙甘草6g，川附子18g，苍术15g，茯苓15g，生龙骨、生牡蛎各15g（先煎），车前子15g（包），生姜15g，大枣4枚。

7剂，服法同上。

四诊（4月25日）：勃起明显好转，余症改善，原方7剂巩固。

按：冯老认为，案中腰痛、大便时溏、四逆，为里虚寒夹饮，属太阴病；下焦虚寒，缺失阳气温煦，故勃起困难。故本案辨六经属太阴病，因有腰痛，故辨方证为肾着汤加十大功劳叶狗脊汤证。加十大功劳叶、狗脊，补肝肾、强腰膝。二诊勃起虽有起色，但不理想，仍腰痛、会阴痛、汗出、手冷、大便时干时稀，有疱疹，辨为太阳太阴阳明合病之五苓散加十大功劳叶狗脊汤证。三诊仍勃起不良，伴多梦、腰酸、口微干，故辨六经属少阴阳明太阴合病，辨方证为二加龙骨汤加苍术茯苓车前子汤证。因阴囊潮湿，故加苍术、茯苓、车前子，祛太阴寒湿。

（冯世纶医案）

6. 肾着汤加生薏苡仁汤证

【前列腺炎案】

孙某，男，81 岁，2012 年 9 月 27 日初诊。

主诉：尿频、尿急 12 年。

前列腺炎 12 年，有糖尿病、房颤史。尿频，尿急，每晚夜尿 3～9 次，有时尿床，有时口干，四逆，大便如常，眼皮肿，苔白，脉沉细结代。

辨证：本案尿频、尿床、四逆、眼皮肿、脉沉，太阴寒湿无疑。其中尿频、尿床尤"小便自利"（肾着汤主证）。

辨六经属太阴病，辨方证为肾着汤加生薏苡仁汤证。加生薏苡仁健脾利湿。

处方：干姜 15g，茯苓 15g，苍术 15g，炙甘草 6g，生薏苡仁 18g。

7 剂，每日 1 剂，水煎，早晚饭后温服。

复诊（10 月 11 日）：尿急、眼皮肿减，未尿床，仍夜尿频，足冷，口干不明显，苔白，脉细滑结代。

效不更方，予上方增干姜、炙甘草用量，并加桂枝，以温阳缩尿，并改善肢冷症状。

处方：干姜 20g，茯苓 15g，苍术 15g，炙甘草 10g，生薏苡仁 18g，桂枝 10g。

7 剂，服法同上。

三诊（10 月 18 日）：眼睑肿好转，未尿床，夜尿 4 次，口中和，足冷。苔白腻，脉细结代。

因夜尿、足冷仍未改善，上方再增干姜、桂枝用量，以增温阳之力。

处方：干姜 25g，茯苓 15g，苍术 15g，炙甘草 10g，生薏苡仁 18g，桂枝 15g。

7 剂，服法同上。

四诊（11 月 1 日）：夜尿 4 次，口中和，足冷，无尿床，大便日二行。苔白，脉细弦结。

夜尿仍未改善，桂枝温通似不相宜，去桂枝，加桑螵蛸、益智仁，以期温肾缩尿。

处方：干姜 15g，茯苓 15g，苍术 15g，炙甘草 6g，桑螵蛸 10g，益智仁 10g。

7 剂，服法同上。

五诊（11 月 8 日）：夜尿 4 次，汗出足凉，口中和，大便日二行。苔白根腻，脉细弦结代。

辨证：夜尿依然，且有汗出足凉，合五苓散证。

辨六经属太阳太阴阳明合病，辨方证为五苓散加生薏苡仁汤方证。

处方：桂枝 10g，茯苓 12g，猪苓 10g，泽泻 10g，苍术 10g，生薏苡仁 18g。7 剂，服法同上。

六诊（11 月 15 日）：夜尿 4 次，足凉减，无汗出，口中和，大便日二行。苔白，脉细弦结。

予上方增桂枝量，以加温阳之力；另加炙甘草安中。

处方：桂枝 18g，茯苓 12g，猪苓 10g，泽泻 10g，苍术 10g，生薏苡仁 18g，炙甘草 6g。

7 剂，服法同上。

七诊（11 月 22 日）：夜尿 4 次，足凉减，近晚上口干思饮，汗少，大便日二行。苔白，脉细弦结代。

辨证：夜尿始终停留在 4 次，未见进一步改善。因见口干思饮，考虑久病津液耗伤过多，已转阴证，属少阴病。

辨六经属少阴阳明太阴合病，辨方证为二加龙骨汤加苍术茯苓金樱子汤证。加苍术、茯苓利太阴寒湿；加金樱子固津。

处方：桂枝 10g，白芍 10g，白薇 12g，炙甘草 6g，生姜 3 片（自备），大枣 4 枚（自备），川附子 10g，苍术 10g，茯苓 12g，生龙骨、生牡蛎各 15g（先煎），金樱子 10g。

7 剂，服法同上。

八诊（11 月 29 日）：夜尿 1～2 次，余症不明显，原方 7 剂巩固。

按：冯老指出，本案与上案（案 5）均从肾着汤开始，后改五苓散，最终二加龙骨汤收功，可以互相借鉴。

（冯世纶医案）

7. 肾着汤加生薏苡仁汤证

【慢性前列腺炎案】

石某，男，28 岁，2012 年 11 月 22 日初诊。

主诉：尿余沥不尽 3 年余。

2009 年行包皮环切术时化验有"前列腺炎"，自觉会阴部潮湿，经"微波、打针、灌肠"等治疗后好转。

刻诊：尿分叉，尿余沥不尽，大便时明显，无夜尿，阴囊潮湿、偶痛，口不干，汗出不多，大便不成形，日一行，饮食不当或着凉则易腹泻，四逆。苔白根腻，脉细。

辨证：辨六经属太阴病，辨方证为肾着汤加生薏苡仁汤证。

处方：炮姜 3g，干姜 6g，茯苓 15g，苍术 10g，炙甘草 6g，生薏苡仁 18g。

7 剂，每日 1 剂，水煎，早晚饭后温服。

复诊（12 月 6 日）：上症好转，腰胯、腹股沟尚有潮湿感，大便如常，四逆不明显。苔白，脉细。

上方加桑螵蛸，固精缩尿以改善尿余沥。

处方：炮姜 3g，干姜 6g，茯苓 15g，苍术 10g，炙甘草 6g，生薏苡仁 18g，桑螵蛸 10g。

7 剂，服法同上。

三诊（12 月 13 日）：上症均已明显改善。

上方 7 剂巩固。

按：冯老认为，本案尿余沥、阴囊潮湿、大便不成形、四逆、苔腻，属太阴里虚寒夹饮，辨方证为肾着汤加生薏苡仁汤证，加生薏苡仁健脾利湿。因案中无腰痛等疼痛症状，寒象较轻，故案中炮姜合干姜仅为 9g，冯老一般用干姜量为 15g，重则 30g。可见冯老方证辨证之精细！即前言所说方证还包涵药量与证的对应。

（冯世纶医案）

四逆散类方证 >>>

（一）四逆散方证解读

甘草（炙），枳实（破，水渍，炙干），柴胡，芍药。

上四味，各十分，捣筛，白饮和服方寸匕，日三服。

【方解】

方中柴胡行气解热，主胸胁苦满；枳实亦行气解热，主治"心下急、痞痛，止溏泄"（《名医别录》）；芍药主治"邪气腹痛，利小便"（《神农本草经》）；甘草和诸药而缓急迫。可见，本方证与诸药证息息相关。本方乃芍药甘草汤与枳实芍药汤合方加柴胡，芍药甘草汤缓急止痛，枳实芍药汤行气止痛，故本方也是疏肝行气止痛的代表方。

【仲景书原文解读】

《伤寒论》第318条："少阴病，四逆，其人或咳，或悸，或小便不利，或腹中痛，或泄利下重者，四逆散主之。"

解读：本方证乃邪热郁结于胸胁心下，血气受阻，因致手足不温，形似少阴四逆证，其实乃热厥之属，为少阳证；邪热波及半表半里诸脏器，可见或咳、或悸、或小便不利、或腹中痛、或泄利下重等诸多或然症，与小柴胡汤诸多或然症类似。

按：因属少阳郁热，本方证尚见胸胁苦满、心下痞塞、郁郁微烦。

【方证要点】

本方证六经归属少阳病证。

常见：胸胁苦满，或腹痛，大便溏泄。

可见：手足不温，郁郁微烦，心下痞塞，心下悸，小便不利，脉弦。

【临证发挥】

经方大师胡希恕先生认为，四逆见本方证者甚少，故本方的应用，不必限于以上所述的四逆，凡形似大柴胡汤证、不呕且不可下者，大都宜本方。李克绍教授也认为四逆不是必然之症，只有把腹中绵绵坠痛和泄利下重并列为主症，才更合逻辑。柯韵伯认为"泄利下重"四字应该列在"四逆"句之后，不应当列入或然症中。可见"泄利下重"是本方的重要方证，体现邪热下迫的病机特点，与白头翁汤证"热利下重"类似，但冯老认为白头翁汤证属阳明病证，本方证属少阳病证，需加以鉴别。笔者临证体会，四逆散之或然症"或小便不利、或腹中痛"，加上胸胁苦满、郁郁微烦等，正是慢性前列腺炎的典型症状，故本方用于慢性前列腺炎的机会极多。其他如男性性功能障碍（如性欲减退、阳痿、不射精）、男性排尿障碍（如尿道综合征、前列腺增生症、遗尿）、睾丸疾病（如睾丸肿胀、睾丸炎）、男性内分泌紊乱（如溢乳症）等，均有用四逆散的机会。如经方大师胡希恕先生常用四逆散加龙骨牡蛎治疗阳痿，如有瘀血者常加当归芍药散或桂枝茯苓丸，疗效甚满意。

（二）验案举隅

1. 四逆散合苓桂术甘汤加龙骨牡蛎汤证

【阳痿案】

韩某，男，31 岁，2014 年 3 月 7 日初诊。

主诉：阳痿 3 年。

前年起阳痿，原来有前列腺炎，现小便正常，但消化不良，容易腹泻、腹胀、口干，易出汗，易醒，心悸，苔薄微黄，脉弦滑数。

辨证：辨六经属少阳太阳阳明太阴合病。辨方证为四逆散合苓桂术甘汤加龙骨牡蛎汤证。

处方：柴胡 12g，枳实 10g，白芍 10g，炙甘草 6g，桂枝 18g，茯苓 15g，苍术 10g，生龙骨、生牡蛎各 15g（先煎）。

上方 7 剂，每日 1 剂，水煎，早晚饭后温服。

复诊（3 月 20 日）：勃起未见好转，心悸，偶有梦遗，易汗出，乏力，肠鸣，口渴。

辨证：因阳痿、遗精、汗出、心悸、乏力、口渴，病转少阴阳明；因肠鸣，仍有太阴病证。

辨六经属少阴阳明太阴合病证，辨方证为桂枝加龙骨牡蛎汤加苓术附汤证。加茯苓、苍术，祛太阴之湿；加附子，温少阴之虚寒。

处方：桂枝 10g，白芍 10g，生龙骨、生牡蛎各 15g（先煎），炙甘草 6g，苍术 15g，茯苓 15g，川附片 15g，生姜 3 片（自备），大枣 4 枚（自备）。

7 剂，服法同上。

三诊（4 月 3 日）：勃起正常，夜眠改善，遗精已，心慌减，乏力易汗出，口干轻，肠鸣减，大便细，苔白浮黄，脉细弦数。

诸症减轻，效不更方。上方增川附子用量，强壮少阴；另加金樱子固精。

处方：桂枝 10g，白芍 10g，生龙骨、生牡蛎各 15g，炙甘草 6g，苍术 15g，茯苓 15g，川附片 18g，生姜 3 片（自备），大枣 4 枚（自备），金樱子 15g。

7 剂，服法同上。

四诊（4 月 10 日）：诸症好转。

上方继服 7 剂，巩固疗效。

按：冯老认为，案中勃起困难、腹泻、腹胀，犹少阳病"四逆……或腹中痛，或泄利下重"为四逆散适应证。心悸、腹泻、脉弦滑，为外寒内饮，乃太阳太阴合病，气上冲，合苓桂术甘汤证。口干、出汗、易醒、脉数，为阳明病证。故本案辨六经属少阳太阳阳明太阴合病，辨方证为四逆散合苓桂术甘汤加龙骨牡蛎汤证。加龙骨、牡蛎，敛津液，止动悸，安神魄。二诊勃起未见好转，据症状反应，辨为少阴阳明太阴合病之桂枝加龙骨牡蛎汤加苓术附汤证而收功。

（冯世纶医案）

2. 四逆散合当归芍药散去川芎加白僵蚕汤证

【阳痿早泄案】

陈某，男，40 岁，2012 年 11 月 23 日初诊。

主诉：阳痿早泄 10 余年。

刻诊：阳痿早泄，尿频，夜尿 1 次，口干苦，手心热，腰酸，大便日一行。苔白根微腻，脉细。

辨证：辨六经属少阳太阴合病，辨方证为四逆散合当归芍药散去川芎加白僵蚕汤证。

处方：柴胡 12g，枳实 10g，白芍 10g，炙甘草 6g，当归 10g，茯苓 12g，苍术 15g，泽泻 12g，白僵蚕 10g。

上方 7 剂，每日 1 剂，水煎，早晚饭后温服。

复诊（11 月 30 日）：勃起好转，时间延长，口苦减，腰酸轻，苔白，脉细。效不更方，上方加桑螵蛸固精，进一步延长射精时间。

处方：柴胡 12g，枳实 10g，白芍 10g，炙甘草 6g，当归 10g，茯苓 12g，苍术

15g，泽泻 12g，白僵蚕 10g，桑螵蛸 10g。

上方 7 剂，服法同上。

三诊（12 月 7 日）：性生活基本正常，余症不明显。

上方 7 剂，巩固疗效。

按：冯老认为，案中阳痿尤少阳病"四逆"，口干苦、手心热属少阳郁热；尿频、腰酸、苔腻、脉细，为太阴病，血虚水盛。故本案辨六经属少阳太阴合病，辨方证为四逆散合当归芍药散去川芎加白僵蚕汤证。加白僵蚕化痰通络，以助勃起；去川芎，因有内热。

（冯世纶医案）

3. 四逆散加生麦芽蜈蚣汤证

【阳痿案】

阮某，男，45 岁，2009 年 10 月 15 日初诊。

主诉：勃起困难 4 个月，伴睾丸坠胀 1 个月。

4 个月前因儿子中考成绩不理想，心生郁闷；再加夫妻感情不太融洽，遂感房事力不从心，性趣索然。西医初步诊断为心因性勃起功能障碍（ED），服用万艾可两周无效。虑及前医已予万艾可无效，进一步做前列腺液常规检查正常；血清性激素水平检测正常；彩色多普勒超声检查提示阴茎海绵体深动脉血流正常，可排除器质性之阳痿。

刻诊：勃起不能，睾丸坠胀，神情默默，性欲冷淡，胸闷善太息，睡眠尚可，胃纳欠佳，二便尚调。舌质淡，苔薄白，脉弦。

辨证：辨六经属少阳病，辨方证为四逆散加生麦芽蜈蚣汤证。

处方：柴胡 15g，甘草 9g，白芍 15g，枳壳 10g，生麦芽 30g，蜈蚣 2 条。

7 剂，每日 1 剂，水煎，早晚饭后温服，禁生冷油腻之品。嘱其服药 7 剂结束后可同房。

复诊（10 月 23 日）：服药后，精神振奋，性欲增强，胃纳佳，已无胸闷。同房一次能成功，但硬度尚不理想，睾丸坠胀轻微。舌脉同前。

效不更方，予上方加荔枝核，疏肝理气除睾胀。

处方：柴胡 15g，甘草 9g，白芍 15g，枳壳 10g，生麦芽 30g，蜈蚣 2 条，荔枝核 12g。

7 剂，医嘱同上。

三诊（10 月 30 日）：服上药后，同房成功，硬度已同病前一样，睾丸坠胀消失。

再予上方 7 剂，以巩固疗效。

按：案中患者素有性格内向，性情忧郁，再加家事不顺，忧郁气结，导致阳痿。结合睾丸坠胀、神情默默、性欲冷淡、胸闷善太息，恰合少阳病四逆散方证。故本案辨六经属少阳病，辨方证为四逆散加生麦芽蜈蚣汤证。加生麦芽既解少阳之郁，又助运脾而增胃纳；加蜈蚣疏肝通络兴阳道。

（谢作钢医案）

4. 四逆散合当归贝母苦参丸证

【慢性前列腺炎案】

周某，男，30 岁，2009 年 8 月 3 日初诊。

主诉：尿道口坠胀伴小便余沥不尽 3 月余。

3 个月前出现尿道口坠胀不适，小便次数尚可，但有尿等待、余沥不尽，偶有尿灼热。西医诊断为慢性非细菌性前列腺炎（ⅢB 型），用过 α-受体阻滞剂及前列安栓等未见明显疗效。要求中医治疗。

刻诊：神情忧郁，行动拘束，舌边红、苔白略腻，脉沉弦，前列腺液常规检查、细菌培养均正常。B 超：前列腺大小正常，回声均匀。

辨证：辨六经属少阳阳明合病，辨方证为四逆散合当归贝母苦参丸证。

处方：柴胡 12g，枳实 10g，芍药 12g，炙甘草 6g，当归 10g，浙贝母 20g，苦参 15g，滑石 15g（包）。

7 剂，每日 1 剂，水煎，早晚饭后温服，禁酒，忌辛辣刺激之品。嘱其房事要有规律，每周 1～2 次；不宜久坐或长途骑车。

复诊（8 月 11 日）：服上药后，尿道口坠胀减轻，尿灼热未见，尚有尿等待、余沥不尽，舌淡、苔薄白，脉弦。

效不更方，予上方加乌药，以开郁通淋。

处方：柴胡 12g，枳实 10g，芍药 12g，炙甘草 6g，当归 10g，浙贝母 20g，苦参 15g，滑石 15g（包），乌药 12g。

7 剂，医嘱同上。

三诊（8 月 19 日）：服上药后，余沥不尽减轻，余症消失。

予上方 7 剂，医嘱同上。

四诊（8 月 28 日）：服上药后，诸症消失。

再予上方 7 剂，巩固疗效。医嘱同上。

按：案中尿道口坠胀、尿等待、神情忧郁、行动拘束、脉沉弦乃少阳阳郁之征，其中尿道口坠胀尤"泄利下重"（四逆散或然症），故合四逆散方证；尿余沥、尿灼热乃"小便不利"（当归贝母苦参丸主证），属阳明病，合当归贝母苦参丸证。故本案辨六经属少阳阳明合病，辨方证为四逆散合当归贝母苦参丸证。

（谢作钢医案）

乌梅丸类方证　>>>

（一）乌梅丸方证解读

乌梅三百枚，细辛六两，干姜十两，黄连十六两，当归四两，附子六两（炮，去皮），蜀椒四两（出汗），桂枝六两（去皮），人参六两，黄柏六两。

上十味，异捣筛，合治之，以苦酒渍乌梅一宿，去核，蒸之五升米下，饭熟，捣成泥，和药令相得。内臼中，与蜜杵二千下，丸如梧桐子大。先食，饮服十丸，日三服，稍加至二十丸。禁生冷、滑物、臭食等。

【方解】

方中细辛、干姜、附子、蜀椒大温大热祛下寒；黄连、黄柏大苦大寒清上热，且能解烦治利；人参、当归补益气血，与温药共建中阳；桂枝温阳降冲逆；妙用乌梅酸敛止渴，敛温药以防太散，协连、柏更能治利，与蜜和丸安中补虚。《神农本草经》曰："梅实，味酸平，主下气，除热烦满，安心，肢体痛。"可以说乌梅的药证与乌梅丸的方证息息相关。

按： 本方可以看成数方之合方，附子、干姜，为四逆汤之主药，回阳救逆治四逆；当归、桂枝、细辛，为当归四逆汤主药，温经通脉治肢厥；蜀椒、干姜、人参为大建中汤之主药，建中阳止腹痛；干姜、黄连、人参，为干姜黄芩黄连人参汤主药，辛开苦降治食入则吐；黄连、黄柏为白头翁汤之半，清热止利。可见，本方集诸方之力，方能调厥阴复杂之证。故柯韵伯谓本方"寒热并用，攻补兼施，通理气血，调和三焦，为平治厥阴之主方"。

【仲景书原文解读】

《伤寒论》第326条："厥阴之为病，消渴，气上撞心，心中疼热，饥而不欲食，食则吐蛔，下之利不止。"

《伤寒论》第338条："伤寒脉微而厥，至七八日肤冷，其人躁，无暂安时者，此为脏厥，非蛔厥也。蛔厥者，其人当吐蛔。令病者静，而复时烦者，此为脏寒。蛔上入其膈，故烦，须臾复止；得食而呕，又烦者，蛔闻食臭出，其人常自吐蛔。

蛔厥者，乌梅丸主之。又主久利。"

解读：厥阴病津液不足、血虚，故消渴；下寒上有虚热，寒气上冲，故气上冲胸、心中疼热、饥而不能食、烦躁；手足厥冷、呕吐、久利，为下寒。

按：下寒除久利外，可见腹痛。

【方证要点】

本方证六经归属厥阴病证。

常见：厥逆，烦躁，或腹痛呕吐时缓时作，或虚寒久利者。

可见：消渴，气上冲胸，心中疼热，饥而不能食。

【临证发挥】

乌梅丸的治疗范围并不局限于蛔厥和久利，男科如遗精、早泄、阳痿、精浊、精癃、子痛、不育症等均可用本方加减治疗。常见性欲低下、阳痿早泄、少腹冷痛、畏寒肢冷、腰膝酸软、头晕耳鸣、口苦咽干、烦渴少饮、失眠多梦、困倦乏力、胃纳不佳、大便溏稀、精液稀薄或过于稠黏、面色少华等，表现为寒热夹杂、中焦虚寒的证候。对于方中诸药用量比重，尚需视寒热虚实轻重而随证加减，灵活运用。如寒重热轻，宜重用附、桂、姜、辛、椒，轻用黄连和黄柏；如热重寒轻，则宜重用黄连、黄柏，而减轻辛热药物的用量；若虚多实少，则宜重用人参和当归，或加菟丝子、桑椹、枸杞子、五味子等补肝肾之品。本方辛酸苦辣、五味杂陈，比较难以下咽，可加适量蜂蜜调服，既可改善口感，也符合乌梅丸制作原旨。另外，本方与柴胡桂枝干姜汤均为厥阴病方，均治上热下寒证，均有肢冷、口干或苦、心烦、口不欲食等，需加以鉴别。本方证尚有呕吐而下利；柴胡桂枝干姜汤证渴而不呕、大便硬，而且有明显的柴胡证（胸胁满或往来寒热）。

（二）验案举隅

1. 乌梅丸加红景天葛根丹参灵芝汤证

【阳痿案】

林某，男，45岁，2018年8月20日初诊。

主诉：勃起困难1年余。

刻诊：有糖尿病史3年，近年来勃起困难，硬度差，无法同房，四肢怕冷、麻木，口干口苦，烦躁，大便稀薄，日行3次。AVSS-NPT（-）。性激素正常。舌淡、苔白腻，脉细。

辨证：辨六经为厥阴病，兼有瘀血。辨方证为乌梅丸加红景天葛根丹参灵芝汤证。

处方：乌梅15g，黄柏10g，附子9g，肉桂6g，干姜6g，党参15g，花椒6g，细辛6g，当归10g，黄连20g，红景天30g，葛根15g，丹参15g，灵芝15g。

7剂，每日1剂，水煎，早晚饭后温服。

复诊（8月28日）：勃起好转，硬度尚可，但不持久。余症好转。

上方加淫羊藿、蛇床子补肾壮阳，以助勃起。

处方：乌梅15g，黄柏10g，附子9g，肉桂6g，干姜6g，党参15g，花椒6g，细辛6g，当归10g，黄连20g，红景天30g，葛根15g，丹参15g，灵芝15g，淫羊藿15g，蛇床子15g。

7剂，服法同上。

三诊（9月6日）：同房1次，硬度尚可，2～3分钟，腰酸乏力。

上方加功劳叶补肾强壮。

处方：乌梅15g，黄柏10g，附子9g，肉桂6g，干姜6g，党参15g，花椒6g，细辛6g，当归10g，黄连20g，红景天30g，葛根15g，丹参15g，灵芝15g，淫羊藿15g，蛇床子15g，功劳叶15g。

7剂，服法同上。

四诊（9月14日）：性生活基本满意，3～5分钟，余症不显。

上方继服1周，巩固疗效。

按：案中四肢怕冷、口干口苦、烦躁、大便稀薄，乃上热下寒，属厥阴病；勃起困难为下焦虚寒、肾阳虚衰、血气不充导致，尤"肢厥"；大便稀薄尤"久利"（乌梅丸主证），故合乌梅丸方证。案中四肢麻木，为瘀血所致。故本案辨六经为厥阴病，兼有瘀血。辨方证为乌梅丸加红景天葛根丹参灵芝汤证。重用黄连降血糖；加红景天、葛根、丹参通利血脉；加灵芝安神定志。

（谢作钢医案）

2. 乌梅丸加神曲木香砂仁汤证

【慢性前列腺炎、阳痿案】

沈某，48岁，2019年6月27日初诊。

主诉：尿频、余沥不尽，伴有阳痿10年余。

已经服用希爱力及中成药，效果不显。有结肠炎病史。

刻诊：白天尿频，13～15次，尿余沥，尿分叉，夜尿无，性欲低下，晨勃少，勃起不坚，性生活不到1分钟，腰酸怕冷，睾丸酸胀，手心热，口干口臭，大便

3～5 次，黏液便，肠鸣腹痛。性激素正常。舌红、苔黄，脉弦。

辨证：辨六经为厥阴病，辨方证为乌梅丸加神曲木香砂仁汤证。

处方：乌梅 15g，黄柏 10g，附子 6g，肉桂 6g，干姜 6g，党参 15g，当归 10g，细辛 6g，黄连 6g，花椒 3g，六神曲 12g，木香 10g，砂仁 3g。

7 剂，每日 1 剂，水煎，早晚饭后温服。

复诊（7 月 4 日）：尿频明显好转，白天 7～8 次，尿分叉，尿余沥，尿灼热，夜尿无。大便 3～4 次，已成形。肠鸣腹痛好转。勃起不坚，晨勃少。夜间身痒、阴囊瘙痒好转。舌淡、苔白，脉细。

效不更方，上方加红景天，益气活血利宗筋，是治疗阳痿常用药；加车前子利湿止阴囊瘙痒。

处方：乌梅 15g，黄柏 10g，附子 6g，肉桂 6g，干姜 6g，党参 15g，当归 10g，细辛 6g，黄连 6g，花椒 3g，六神曲 12g，木香 10g，砂仁 3g，红景天 30g，车前子 15g（包）。

7 剂，服法同上。

三诊（7 月 12 日）：小便正常，勃起好转，性生活 3 分钟，余症消失。

上方继服 7 剂巩固。

按：案中尿频、尿余沥，乃下焦寒湿、水道不利所致；肠鸣腹痛、大便稀，为中焦虚寒、运化失职；性欲低下、勃起不坚，为肾阳虚衰；腰酸怕冷、睾丸酸胀，为下寒；手心热、口干口臭，为上热。故本案属寒热错杂、虚实互见之证，辨六经为厥阴病；因大便稀似"久利"，故辨方证为乌梅丸加神曲木香砂仁汤证。加神曲、木香、砂仁，助中焦运化。

（谢作钢医案）

3. 乌梅丸加萸肉山药杜仲淫羊藿白术汤证

【早泄案】

刘某，男，30 岁，2010 年 2 月 17 日初诊。

主诉：射精过早半年余。

半年前出现射精过快，每次行房前常心慌不安，房事不到 1 分钟即泄，伴有勃起不坚、口苦，腰酸肢冷，大便稀。曾查前列腺液常规和血清内分泌均正常，服用抗抑郁药治疗无效，故来求治。

刻诊：诸症如上述，舌淡，苔白腻，脉小弦。

辨证：辨六经为厥阴病，辨方证为乌梅丸加萸肉山药杜仲淫羊藿白术汤证。

处方：乌梅 15g，黄连 5g，川椒 3g，制附片 9g，肉桂 6g，干姜 9g，党参 15g，黄柏 6g，细辛 3g，当归 9g，山茱萸 15g，山药 15g，杜仲 15g，淫羊藿 15g，白术 15g。

7 剂，每日 1 剂，水煎，早晚饭后温服。

复诊（2 月 25 日）：服药后，勃起硬度改善，性生活时间已达 3～5 分钟，口苦未见，余症好转，舌脉如前。

予原方续进 7 剂，服法同上。

三诊（3 月 5 日）：服上药后，房事 2 次，时间可达 5～10 分钟，余症消失。予五子衍宗丸善后。

按：本案早泄、心慌、口苦、勃起不坚、腰酸肢冷、大便稀乃上热下寒、寒热错杂之厥阴病，其中勃起不坚尤"肢厥"，大便稀尤"久利"，故合乌梅丸证。加山茱萸、山药、杜仲、淫羊藿、白术补肾固精、利腰膝。

（谢作钢医案）

4. 乌梅丸去细辛川椒合五子衍宗丸加黄精秦皮茯苓车前子络石藤汤证

【男性不育案】

周某，男，29 岁，2011 年 4 月 5 日初诊。

主诉：婚后不育 1 年余。

女方自然流产 1 次，平时性生活正常，每周 1～3 次，有射精，女方检查无殊。曾检查精液常规，发现精子活力低下，畸形率过多，已服用多种中成药，均无效，遂求治。

刻诊：诸症如上述，纳可，二便常，平素有吸烟、饮酒及熬夜习惯；诊之舌淡，苔白腻，脉弦细；查体：第二性征正常，左侧睾丸 18mL，右侧睾丸 16mL，两侧精索静脉未见曲张；精液常规：量 2.2mL，密度 0.26 亿/毫升，活率 54%，a 级 34.8%，b 级 11.1%，正常形态精子 0.5%；前列腺液常规：卵磷脂小体 +++ /HP，白细胞 0～1 /HP；精液培养：普通培养（－），支原体（－），衣原体（－）；MAR（混合抗球蛋白反应试验）（－）。

辨证：辨六经为厥阴病，辨方证为乌梅丸去细辛川椒合五子衍宗丸加黄精秦皮茯苓车前子络石藤汤证。

处方：乌梅 9g，黄连 5g，制附片 6g，桂枝 6g，干姜 6g，党参 15g，黄柏 10g，当归 12g，黄精 20g，秦皮 10g，茯苓 12g，车前子 10g（包），络石藤 15g。

14 剂，每日 1 剂，水煎，早晚饭后温服。另配五子衍宗丸 2 盒，每次口服 6g，一日 2 次。禁烟酒，忌辛辣刺激之品，劳逸结合，不宜熬夜。

复诊（4月20日）：用药后，自觉无殊不适；舌淡，苔白腻，脉弦细；精液常规：量 2.5mL，密度 0.46 亿/毫升，活率 37%，a 级 26.9%，b 级 5.1%，正常形态精子 4%。

精子形态虽已改善，但精子活力反而下降，上方去五子衍宗丸，以防过于滋补恋邪；加黄芪、白术、陈皮、败酱草、薏苡仁、甘草，益气健脾利湿，以提高精子活动力。

处方：乌梅9g，黄连5g，制附片6g，桂枝6g，干姜6g，党参15g，黄柏10g，黄精20g，当归12g，秦皮10g，车前子10g（包），络石藤15g，茯苓12g，黄芪15g，白术10g，陈皮6g，败酱草15g，薏苡仁15g，甘草6g。

14 剂，调护同上。

三诊（5月6日）：精液常规：量 2.9mL，密度 0.61 亿/毫升，活率 61.6%，a 级 35.27%，b 级 20.5%，正常形态精子 5%。

予上方14剂，巩固疗效，调护同上。

四诊（11月29日）：电话来报，爱人停经已近5月，B超检测，胎儿发育正常。

按：男性不育症常常会出现"无证可辨"之窘况，本案即是典型的例子。这时需要从病因着手，分析病机。流行病学调查发现，随着生活环境的变化及个人生活习惯的改变，男性精子密度及活力越来越差，畸形精子率越来越高。本案乃烟酒过度，湿热内蕴；熬夜过久，肝肾不足。精血不足加之湿热内蕴，使精室生精受阻。此时若单以厚味滋补精血，更助湿热之邪；尝一味清热利湿又易伤精血。宜补泻兼施，寒温同调。此乃乌梅丸的适应证。故本案辨六经为厥阴病，辨方证为乌梅丸去细辛川椒合五子衍宗丸加黄精秦皮茯苓车前子络石藤汤证。去细辛、川椒，防辛温燥烈于生精不利；加五子衍宗丸补肾生精；加黄精、秦皮、茯苓、车前子、络石藤，加强健脾利湿，以助生精。

（谢作钢医案）

五苓散类方证 >>>

（一）五苓散方证解读

猪苓十八铢（去皮），泽泻一两六铢，白术十八铢，茯苓十八铢，桂枝半两（去皮）。

上五味，捣为散，以白饮和服方寸匕，日三服。多饮暖水，汗出愈。如法将息。

【方解】

本方集猪苓、茯苓、泽泻、白术诸利尿药，重在逐内饮，用桂枝解外降气冲，使水不上犯而下行。五药配伍，解外利水，治疗脉浮有热、气冲水逆、渴而小便不利者。

【仲景书原文解读】

《伤寒论》第71条："太阳病，发汗后，大汗出、胃中干、烦躁不得眠、欲得饮水者，少少与饮之，令胃气和则愈；若脉浮、小便不利、微热、消渴者，五苓散主之。"

《伤寒论》第73条："伤寒，汗出而渴者，五苓散主之。"

《伤寒论》第74条："中风发热，六七日不解而烦，有表里证，渴欲饮水，水入则吐者，名曰水逆，五苓散主之。"

《伤寒论》第156条："本以下之，故心下痞，与泻心汤，痞不解，其人渴而口燥，烦，小便不利者，五苓散主之。"

《伤寒论》第386条："霍乱，头痛、发热、身疼痛、热多欲饮水者，五苓散主之。"

《金匮要略·痰饮咳嗽病》第31条："假令瘦人脐下有悸，吐涎沫而癫眩，此水也，五苓散主之。"

《金匮要略·消渴小便不利淋病》第4条："脉浮，小便不利，微热消渴者，宜利小便，发汗，五苓散主之。"

解读： 本方证乃外邪为患，太阳表虚，故见恶寒、发热、汗出、头痛、身疼、脉浮等症；内有停饮，可见口干（不思饮）、眩晕、心下痞、脐下悸动、小便不利等；饮郁化热，故有心烦、口渴、小便不利等。其中小便不利不仅指尿少，或排尿困难，还应包括小便频数。冯老认为由于有水毒的存在，机体欲自小便加速排出，但以自然机能有限，虽使小便数，亦达不到预期的效果，此时与以利尿的适方，使水毒得以排出，则小便数亦自止。同样，由于小便不利，废水不得排出，新水不能吸收，但机体缺乏水液的滋润，见渴欲饮水，虽饮也只留于胃肠，因致随饮随渴的消渴证，与五苓散利其小便，使水代谢恢复正常，消渴自已，则表亦自解。

【方证要点】

外邪内饮，饮停化热，因成太阳太阴阳明合病证。

常见：太阳表虚证兼见心下停饮、小便不利而见眩晕、口渴者。

可见：恶寒、发热，汗出，头痛，或身痛，或腰痛，或关节痛；尿频、尿急，或尿不尽，或尿灼热，会阴不适，口中和或口干不思饮，或饮水后胃脘不适，甚则呕吐，心烦，心下痞，脐下悸动；脉浮。

为便于记忆，冯老将五苓散的方证简单概括为"外有汗出、上有口干、下有尿频或尿不利"。

【临证发挥】

由于小便不利指小便排出异常，或频数，或尿少，或排尿困难等，故男科之前列腺炎、前列腺增生、精神性尿频症、遗尿症、膀胱过度活动症等与排尿异常有关的疾病均有用到本方的机会。由于本方证还存在机体排水毒的虚性亢奋，故阳强、遗精也有适应证。常用药物加减法有：尿道溢液、滴白（前列腺液滴出）者，加生薏苡仁、川草薢；乏力、腰痛明显者，加淫羊藿；盗汗明显者，加酸枣仁；尿痛者，加大黄（热痛明显）；小便涩痛者，加当归、赤小豆；会阴、睾丸坠胀者，加乌药、小茴香；尿频者，加桑螵蛸，并可适证加川楝子、五灵脂、吴茱萸等。另外，《伤寒论》和《金匮要略》中属于外邪里饮证的方证很多，如泽泻汤方证、小青龙汤方证、苓桂术甘汤方证、苓桂枣甘汤方证、真武汤方证、防己茯苓汤方证、桂枝去桂加茯苓白术汤方证、茯苓甘草汤方证等，应加以鉴别运用。

（二）验案举隅

1. 五苓散合赤小豆当归散方证

【慢性前列腺炎案】

叶某，男，42岁，2011年6月22日初诊。

主诉：尿频不适 1 年余。

尿频不适，白天 10 余次，夜尿 1～2 次，伴有余沥不尽，皮肤时起小疹。多所医院检查均诊断为慢性非细菌性前列腺炎，经西医治疗，疗效不满意，故慕名而求诊于冯老。

刻诊：尿频，余沥不尽，口干，汗出，大便 2 日 1 次，皮肤有小疹。舌淡，苔白，脉细。肛门指诊：前列腺大小正常，质地正常，扪之无灼热感，压痛轻；理化检查：尿常规正常；前列腺液常规检查：卵磷脂小体 +/HP，白细胞 0～2/HP；前列腺液培养：普通培养（－），支原体（－），衣原体（－）；B 超：前列腺略大，回声均匀。

辨证：案中尿频、余沥不尽、口干、汗出，当属外邪里饮之太阳太阴阳明合病，为五苓散证；皮疹，为太阴湿郁，合赤小豆当归散证。

辨六经属太阳阳明太阴合病，辨方证为五苓散合赤小豆当归散方证。

处方：桂枝 10g，苍术 10g，茯苓 12g，泽泻 10g，猪苓 10g，赤小豆 15g，当归 10g。

7 剂，每日 1 剂，水煎，早晚饭后温服。禁酒，忌辛辣刺激之品。嘱其房事有节；不宜久坐或长途骑车。

复诊（7 月 2 日）：服上药后，尿频明显减少，白天小便 6～7 余次，偶有夜尿，余沥不尽尚有，大便如常，偏溏，口中和，汗出怕风，身痒起小疹伴有刺痛，会阴偶有刺痛。舌淡，苔白，脉细。

汗出怕风、大便溏、身痒起疹、会阴刺痛，病在太阳太阴，证属营卫不和、湿毒瘀阻，因成桂枝汤去姜枣合赤小豆当归散加荆防蒺余炭蛇蜕方证。合赤小豆当归散活血利湿；加荆芥、防风、白蒺藜、血余炭、蛇蜕，和血祛风止痒。

处方：桂枝 10g，白芍 10g，炙甘草 6g，荆芥 10g，防风 10g，白蒺藜 15g，赤小豆 15g，当归 10g，血余炭 10g，蛇蜕 5g。

7 剂，医嘱同上。

三诊（7 月 11 日）：尿频已，余沥轻，近有小腹刺痛，身痒起小疹，舌淡，苔白，脉细弦。

上方加薏苡仁，利湿化浊。

处方：桂枝 10g，白芍 10g，炙甘草 6g，荆芥 10g，防风 10g，白蒺藜 15g，赤小豆 15g，当归 10g，血余炭 10g，蛇蜕 5g，薏苡仁 30g。

7 剂，医嘱同上。

四诊（7 月 20 日）：小腹坠胀或刺痛，口偶干，身起小痒疹，汗可，舌淡润，苔白，脉细弦。

因身痒始终不去，予上方去蛇蜕、薏苡仁，加地肤子、生姜、大枣，清热利湿，祛风止痒，调和营卫。

处方：桂枝 10g，白芍 10g，炙甘草 6g，荆芥 10g，防风 10g，白蒺藜 15g，赤小豆 15g，当归 10g，血余炭 10g，地肤子 15g，生姜 15g，大枣 4 枚。

7 剂，医嘱同上。

五诊（7 月 29 日）：小腹坠胀疼痛消失，尿频，夜尿 1 次，口臭、口干，痒疹轻，出汗少，大便可。舌淡苔薄白，脉弦细。

诸痛消失，出汗减轻，营卫已和，唯尿频、口干等，故又转回五苓散合赤小豆当归散方证。可见，经方辨治，并非一味"效不更方"，而是"随证治之"，充分体现了辨证论治的灵活性。

处方：桂枝 10g，苍术 10g，茯苓 12g，泽泻 10g，猪苓 10g，赤小豆 15g，当归 10g。

7 剂，医嘱同上。

六诊（8 月 6 日）：诸症消失。舌淡，苔薄白，脉细。

予上方 7 剂，巩固疗效。

按：赤小豆当归散本书未专门列出讨论，本方见于《金匮要略·百合狐惑阴阳毒病》，曰："病者脉数，无热，微烦，默默但欲卧，汗出，初得三四日，目赤如鸠眼，七八日目四眦黑，若能食者，脓已成也，赤小豆当归散主之。"还见于《金匮要略·惊悸吐衄下血胸满瘀血病》，曰："下血，先血后便，此近血也，赤小豆当归散主之。"方中赤小豆排痈肿脓血，当归养正祛瘀。本方适应证为"太阴病，诸疮有痈脓恶血者"（《解读张仲景医学》）。急性前列腺炎，中医称为"悬痈"，慢性前列腺炎也可当"痈"治疗，本案皮疹也属"疮疡"范畴。故冯老常将本方用于前列腺炎、舌糜、面痤之辅助治疗。

（冯世纶医案）

2. 五苓散合赤小豆当归散加生薏苡仁汤证

【慢性前列腺炎案】

任某，男，27 岁，2014 年 2 月 5 日初诊。

主诉：尿频多月。

尿频，每天近 20 次，憋尿时腰酸，尿不尽，大便稀，苔白脉细。

辨证：辨六经属太阳太阴阳明合病，辨方证属五苓散合赤小豆当归散加生薏苡仁汤证。

处方：桂枝 10g，茯苓 12g，泽泻 18g，猪苓 10g，生白术 18g，生薏苡仁 18g，赤小豆 15g，当归 10g。

上药 7 剂，每日 1 剂，水煎，早晚饭后温服。

复诊（2 月 14 日）：尿不尽好转，2 小时排尿一次，口中和，大便日 2～3 次，早起数次。苔白根腻，脉细。

因尿频、大便次多，上方去生白术、生薏苡仁，加桑螵蛸温肾缩尿，加苍术燥湿止泻。

处方：桂枝 10g，茯苓 12g，泽泻 18g，猪苓 10g，赤小豆 15g，当归 10g，桑螵蛸 10g，苍术 10g。

上药 7 剂，服法同上。

三诊（2 月 27 日）：诸症好转。

上方继服 7 剂。

按：本案症状比较简单，但冯老从尿频、尿不尽、腰酸、大便稀分析，仍为太阳太阴阳明合病，辨方证属五苓散合赤小豆当归散加生薏苡仁汤证。加赤小豆当归散及生薏苡仁，活血利湿，以进一步改善小便不利症状。

（冯世纶医案）

3. 五苓散合赤小豆当归散加吴茱萸生薏苡仁汤证

【阴囊潮湿案】

杨某，男，35 岁，2013 年 12 月 23 日初诊。

主诉：阴囊潮湿 1 月。

刻诊：腰酸背痛，阴囊潮湿，无汗，口干，大便日一行，少腹会阴胀，苔白，脉细。

辨证：案中腰酸背痛、阴囊潮湿、口干，属太阳太阴阳明合病，合五苓散证；少腹会阴胀，为太阴湿阻夹瘀，合赤小豆当归散证。

辨六经为太阳太阴阳明合病，兼有瘀血。辨方证为五苓散合赤小豆当归散加吴茱萸生薏苡仁汤证。加赤小豆当归散活血利湿；加吴茱萸、生薏苡仁散寒祛湿止痛。

处方：桂枝 10g，茯苓 12g，猪苓 10g，泽泻 12g，苍术 15g，赤小豆 15g，生薏苡仁 30g，当归 10g，吴茱萸 6g。

7 剂，每日 1 剂，水煎，早晚饭后温服。

复诊（12 月 30 日）：腰背痛减，会阴胀减，阴囊潮湿如前，口中和，苔白，脉细弦。

上方去泽泻，加川萆薢，祛风利湿，利于祛除阴囊潮湿。

处方：桂枝 10g，茯苓 12g，猪苓 10g，苍术 15g，赤小豆 15g，生薏苡仁 30g，当归 10g，吴茱萸 6g，川萆薢 10g。

7 剂，服法同上。

三诊（2014 年 1 月 6 日）：尿无力，晨起腰背痛，阴囊潮湿明显，口中和，会阴胀轻，舌暗，苔白腻，脉细。

辨证：因腰背痛复现，且阴囊潮湿明显，舌暗、苔白腻，说明证转太阴；因腰痛明显，合肾着汤证。

辨六经为太阴病，辨方证为肾着汤合赤小豆当归散证。重用干姜、苍术，祛太阴寒湿；加赤小豆当归散活血利湿，有助于减轻腰痛。

处方：苍术 30g，干姜 30g，茯苓 15g，炙甘草 6g，赤小豆 15g，当归 10g。

7 剂，服法同上。

四诊（4 月 7 日）：会阴潮湿凉，尿频、尿无力，口干，口周易起痤，大便日一行，苔白根腻，脉细。

辨证：会阴潮湿凉、尿频、口干、口周起痤，为上热下寒，属厥阴病；因有面痤，合甘草泻心汤和赤小豆当归散证。

辨六经为厥阴病，辨方证为甘草泻心合赤小豆当归散加萆薢汤证。加萆薢祛除阴囊潮湿。

处方：炙甘草 12g，干姜 10g，黄芩 10g，黄连 5g，党参 10g，清半夏 15g，川萆薢 10g，赤小豆 15g，当归 10g，大枣 4 枚。

7 剂，服法同上。

五诊（5 月 5 日）：会阴潮湿，尿频无力，口干，口周易起痤，大便日一行。

上方加蛇床子散寒祛风、燥湿止痒。

处方：炙甘草 12g，干姜 10g，黄芩 10g，黄连 5g，党参 10g，清半夏 15g，川萆薢 10g，赤小豆 15g，当归 10g，大枣 4 枚，蛇床子 10g。

7 剂，服法同上。建议其用坐浴药，因居住条件所限未用。

六诊（5 月 16 日）：尿频尿急，阴囊潮湿瘙痒，颏起痤，大便可，苔白腻脉细。

上方去萆薢，加生薏苡仁。同时用蛇床子、苦参、百部、枯矾，煎汤坐浴。

处方：炙甘草 12g，干姜 10g，黄芩 10g，黄连 5g，党参 10g，清半夏 15g，赤小豆 15g，当归 10g，大枣 4 枚，蛇床子 10g，生薏苡仁 30g。

7 剂，服法同上。

外用方：蛇床子 30g，苦参 90g，百部 30g，枯矾 15g。

7 剂，水煎，煎汤坐浴，一日 2 次。

七诊（6 月 26 日）：阴囊潮湿痒已，腰酸、尿频不明显，口周痤减。

上方 7 剂巩固，外用继续。

按：阴囊潮湿瘙痒，多见于局部真菌感染，内服药很难见效，中医外治有较好的疗效。本坐浴药源自《金匮要略·百合狐惑阴阳毒病》苦参汤和《金匮要略·妇人杂病》蛇床子散，另加百部、枯矾，具有燥湿、杀虫、止痒之功效。冯老指出，外用不但治疗妇人白带、蚀疮，亦治疗男性阴囊湿疹、疮疡。

（冯世纶医案）

4. 五苓散加干姜知母汤方证

【阳强案】

杨某，男，46 岁，2014 年 9 月 5 日初诊。

主诉：阳强 2 年，加重 5 个月。

2 年来阳强，今年 4 月加重。前列腺炎已 5 年，服中药滋阴降火无效。

刻诊：每晚 1 小时 1 次阴茎勃起痛，排尿半小时后才缓解，尿量少，口中和，小便白天 1～2 小时 1 次，夜尿 1 小时 1 次，左头痛，手足凉。近患龟头炎，伴有龟头疼痛。舌胖，苔白厚腻，脉沉细。

辨证：阴茎频繁勃起，伴有疼痛，尿频、尿量少，口中和，左头痛，手足凉，龟头疼痛，苔白厚腻，脉沉细。为外寒内饮、饮郁化热，合五苓散证。

辨六经为太阳太阴阳明合病，辨方证为五苓散加干姜知母汤证。

处方：桂枝 10g，茯苓 12g，猪苓 10g，泽泻 12g，苍术 15g，干姜 6g，知母 18g。

3 剂，每日 1 剂，水煎，早晚饭后温服。

复诊（9 月 8 日）：上药服 3 剂，周五晚上服药，起夜 20 余次，但阳强显减，勃起减，近两天夜尿 10 次，走路长则腰酸，四逆，口干偶有，无头痛，口中和，苔白腻，脉沉细。

寒饮减，上方去干姜。

处方：桂枝 10g，茯苓 12g，猪苓 10g，泽泻 12g，苍术 15g，知母 18g。

7 剂，服法同上。

三诊（9 月 15 日）：阳强减，勃起痛减，会阴、肛门潮湿，夜尿 5～6 次，口中和，大便日一行，口糜，苔白脉细。

阳强已减，上方去知母；因口糜，又会阴、肛门潮湿，夜尿频多，上热下寒明显，故仿甘草泻心汤之意，另加甘草、干姜、黄芩。

处方：桂枝 10g，茯苓 12g，猪苓 10g，泽泻 12g，苍术 10g，炙甘草 6g，黄芩 10g，干姜 6g。

7 剂，服法同上。

四诊（9 月 22 日）：口腔溃疡 1 剂效，3 剂已，阴茎勃起正常。

按：冯老认为，时方阳痿补阳，阳强泻火，是以阴阳脏腑推理，而经方则是依据症状反应辨证，这种"于患病人体一般规律反应的基础上，而适应整体，讲求疾病的通治方法"，是来自经方医学几千年用方证治病经验的总结，即来自临床实验，信而有征，皆合乎科学。本案收效功在先辨六经，继辨方证，辨方证时结合了病因分析，即首诊为太阳阳明太阴合病，辨方证为五苓散加知母干姜汤证，所以加干姜因有寒饮；加知母因有热和肿胀。

（冯世纶医案）

5. 五苓散加生薏苡仁汤证

【尿潴留案】

张某，男，93 岁，2005 年 10 月 26 日初诊。

主诉：排尿困难 2 周。

因尿潴留、留置导尿管 2 周入清华大学校医院治疗，医生动员其做手术，但患者坚决拒绝，遂求服中药。

刻诊：耳聋，说话清楚，口干，汗出，恶寒，腰酸痛，大便干，2～3 日一行，舌苔白腻，脉沉弦细滑。

辨证：本案尿潴留、口干、汗出、恶寒、腰酸痛、大便干，乃外寒内饮、饮郁化热。

辨六经属太阳太阴阳明合病，辨方证为五苓散加生薏苡仁汤方证。方中重用生白术通大便；加生薏苡仁清热利湿排脓，利于前列腺炎症的消除。

处方：桂枝 10g，茯苓 12g，猪苓 10g，生白术 30g，泽泻 18g，生薏苡仁 30g。

7 剂，每日 1 剂，水煎，早晚饭后温服。

复诊（11 月 1 日）：上药服 5 剂，诸症好转，拔除导尿管，尿通畅，但感尿道微痛。

上方加赤小豆、阿胶珠，和血利湿，以消除尿痛。

处方：桂枝 10g，茯苓 12g，猪苓 10g，生白术 30g，泽泻 18g，生薏苡仁 30g，赤小豆 15g，阿胶珠 10g（烊冲）。

7剂，服法同上。

服 7 剂后，诸症消除而出院。

按：尿潴留多被认为系因前列腺肥大引起，西医以切除前列腺为要。但临床观察发现，90 多岁老人前列腺大如鹅蛋而小便如常；女性亦常见尿潴留。故冯老认为，尿潴留的主要原因是慢性炎症，而经方治疗不是消炎，而是依据症状反应辨证论治。

冯老指出，关于方证对应，有不少人认为《伤寒论》记载的是什么证用什么方，证和药不能变，本案显然不完全是仲景书所记载的五苓散证，而是五苓散加薏苡仁汤证。而且具体药量有变（生白术加量至 30g），确切地说是五苓散加术加薏苡仁汤证。

（冯世纶医案）

6. 五苓散合外台茯苓饮去人参加半夏桔梗薏苡仁方证

【前列腺炎案】

李某，男，49 岁，2012 年 1 月 19 日初诊。

主诉：会阴痛伴腰痛半个月。

刻诊：会阴痛，腰痛，尿频，夜尿 2 次，口中和，胃脘不适，嗳气，咽痒，咳嗽，苔白，脉沉细。

辨证：辨六经属太阳太阴阳明合病，辨方证为五苓散合外台茯苓饮去人参加半夏桔梗薏苡仁汤证。

处方：桂枝 10g，茯苓 12g，猪苓 12g，苍术 10g，泽泻 12g，清半夏 15g，枳实 10g，陈皮 30g，生姜 3 片（自备），桔梗 10g，生薏苡仁 18g。

7 剂，每日 1 剂，水煎，早晚饭后温服。

复诊（2 月 3 日）：尿频好转，胃脘胀，咳嗽，左鼻塞，少腹部及会阴坠胀，射精痛，嗳气，苔白腻，脉沉细。

因胃脘胀，重加党参。

处方：桂枝 10g，茯苓 12g，猪苓 12g，苍术 10g，泽泻 12g，清半夏 15g，枳实 10g，陈皮 30g，生姜 3 片（自备），桔梗 10g，生薏苡仁 18g，党参 10g。

7 剂，服法同上。

三诊（2 月 13 日）：少腹会阴疼减，诸症好转。

上方 7 剂，巩固疗效。

按：冯老认为，案中会阴痛、腰痛、尿频、咽痒、咳嗽，为外寒内饮、饮郁化热，属太阳太阴阳明合病，合五苓散证；胃脘不适、嗳气，为太阴病，合外台茯苓饮证。故本案辨六经属太阳太阴阳明合病，辨方证为五苓散合外台茯苓饮去人参加半夏桔梗薏苡仁汤证。因胃脘痞满不明显故去党参；咽痒、咳嗽，加半夏、桔梗、薏苡仁化痰利咽。二诊因胃脘胀，重加党参，以消痞满。

（冯世纶医案）

7. 五苓散合猪苓汤合赤小豆当归散方证

【前列腺增生案】

李某，男，70 岁，2012 年 11 月 19 日初诊。

主诉：发现肉眼血尿 1 年余。

2011 年 3 月住院诊断为前列腺增生伴钙化，经多方治疗，效果不显。既往有糖尿病史，及肺癌、结肠癌手术史，平时易感冒。

刻诊：血尿，夜间多见，尿频，夜尿 2～3 次，尿急，无尿痛，多梦易醒，口干，大便成形，日一行，夜间双手掌发红，四逆。苔白根厚，脉细。

辨证：辨六经属太阳太阴阳明合病，辨方证为五苓散合猪苓汤合赤小豆当归散方证。

处方：桂枝 10g，茯苓 12g，猪苓 10g，苍术 10g，泽泻 12g，阿胶珠 10g（烊冲），赤小豆 15g，当归 10g。

7 剂，每日 1 剂，水煎，早晚饭后温服。

复诊（12 月 12 日）：服药后血尿未见发作，但 3 日前复发，量大，口干，四逆，尿频，尿急。苔白，脉细。

辨证：辨六经属太阴阳明合病，辨方证为猪苓汤合赤小豆当归散加炮姜血余炭证。

处方：猪苓 10g，茯苓 12g，泽泻 18g，阿胶珠 10g（烊冲），炮姜 6g，赤小豆 15g，当归 10g，血余炭 10g。

7 剂，服法同上。

三诊（12 月 19 日）：血尿未再发作，余症明显好转。

上方 7 剂，巩固疗效。

按：冯老认为，案中血尿、多梦易醒、口干、夜间双手掌发红，属阳明内热；加之有肺癌、结肠癌手术史，易致津血亏虚；故属阳明病，合猪苓汤证。另外，案中四逆、尿急、夜尿频多、口干，属太阳太阴阳明合病，为五苓散证。故本案辨六经属太阳太阴阳明合病，辨方证为五苓散合猪苓汤合赤小豆当归散方证。加赤小豆当归散和血排脓，既利于止血，也利于改善尿频。二诊尿血好转又复发，虽仍有四逆，但五苓散中之桂枝显然不利于血尿，遂改猪苓汤合赤小豆当归散，加炮姜、血余炭证，其中炮姜温中止血，既助于止血，又利于改善四逆，实乃画龙点睛之笔。

（冯世纶医案）

小柴胡汤类方证 >>>

（一）小柴胡汤方证解读

柴胡半斤，黄芩三两，人参三两，半夏半斤（洗），甘草（炙）、生姜（切）各三两，大枣十二枚（擘）。

上七味，以水一斗二升，煮取六升，去滓，再煎取三升，温服一升。日三服。

【方解】

方中柴胡"主心腹肠胃中结气、饮食积聚、寒热邪气"（《神农本草经》），故有治胸胁苦满、往来寒热的特能；佐以黄芩除热止烦，半夏、生姜（小半夏汤）逐饮止呕，复以人参、大枣、甘草补胃气以滋气血。故胡希恕先生认为小柴胡汤既是解热除烦之剂，又是健胃止呕之方，道明了小柴胡汤的方义特点。

【仲景书原文解读】

《伤寒论》第96条："伤寒五六日中风，往来寒热，胸胁苦满，嘿嘿不欲饮食，心烦喜呕，或胸中烦而不呕，或渴，或腹中痛，或胁下痞硬，或心下悸、小便不利，或不渴、身有微热，或咳者，小柴胡汤主之。"

《伤寒论》第97条："血弱气尽，腠理开，邪气因入，与正气相搏，结于胁下。正邪分争，往来寒热，休作有时，嘿嘿不欲饮食。脏腑相连，其痛必下，邪高痛下，故使呕也。小柴胡汤主之。服柴胡汤已，渴者，属阳明，以法治之。"

《伤寒论》第99条："伤寒四五日，身热、恶风、颈项强、胁下满、手足温而渴者，小柴胡汤主之。"

《伤寒论》第100条："伤寒，阳脉涩，阴脉弦，法当腹中急痛，先与小建中汤；不瘥者，小柴胡汤主之。"

《伤寒论》第101条："伤寒中风，有柴胡证，但见一证便是，不必悉具。凡柴胡汤病证而下之，若柴胡证不罢者，复与柴胡汤，必蒸蒸而振，却复发热汗出而解。"

《伤寒论》第148条："伤寒五六日，头汗出、微恶寒、手足冷、心下满、口不欲食、大便硬、脉细者，此为阳微结，必有表，复有里也。脉沉，亦在里也。汗出，为阳微；假令纯阴结，不得复有外证，悉入在里，此为半在里半在外也。脉虽沉紧，不得为少阴病。所以然者，阴不得有汗，今头汗出，故知非少阴也，可与小柴胡汤；设不了了者，得屎而解。"

《伤寒论》第 229 条："阳明病，发潮热、大便溏、小便自可、胸胁满不去者，与小柴胡汤。"

《伤寒论》第 230 条："阳明病，胁下硬满，不大便而呕，舌上白苔者，可与小柴胡汤。上焦得通，津液得下，胃气因和，身濈然汗出而解。"

《伤寒论》第 263 条："少阳之为病，口苦、咽干、目眩也。"

《伤寒论》第 264 条："少阳中风，两耳无所闻、目赤、胸中满而烦者，不可吐下，吐下则悸而惊。"

《伤寒论》第 265 条："伤寒，脉弦细、头痛发热者，属少阳。少阳不可发汗，发汗则谵语。此属胃，胃和则愈；胃不和，烦而悸。"

《伤寒论》第 379 条："呕而发热者，小柴胡汤主之。"

《金匮要略·黄疸病》第 21 条："诸黄，腹痛而呕者，宜柴胡汤。"

《金匮要略·妇人产后病》第 1 条："产妇郁冒，其脉微弱，不能食，大便反坚，但头汗出。所以然者，血虚而厥，厥而必冒。冒家欲解，必大汗出。以血虚下厥，孤阳上出，故头汗出。所以产妇喜汗出者，亡阴血虚，阳气独盛，故当汗出，阴阳乃复。大便坚，呕不能食，小柴胡汤主之。"

解读："血弱气尽，腠理开"，"正邪分争"于胁下，故"往来寒热，胸胁苦满"；邪热郁结胸胁，故"嘿嘿不欲饮食"；热激里饮，波及心胃，故"心烦喜呕"。四大主症具备自可"小柴胡汤主之"。《伤寒论》101 条"但见一证"便是此四大主症之一，再结合其他脉症，也可与小柴胡汤。如 379 条"呕而发热者，小柴胡汤主之"；《金匮要略·黄疸病》"腹痛而呕者，宜柴胡汤"；229 条"胸胁满不去者，与小柴胡汤"。由于少阳居半表半里部位，是诸脏器的所在，如果邪热郁结在这个部位，能够影响很多脏器，这也是小柴胡汤有很多或然症的原因。口苦、咽干、目眩、耳聋、目赤、头痛，均是少阳邪热上扰的症状（见 263、264、265 条）。脉弦细是少阳主脉（见 265 条），是津液虚、少阳邪热郁结的征象。关于小柴胡汤证大便干或稀的问题，《伤寒论》148 条载："伤寒五六日……大便硬、脉细者，此为阳微结……可与小柴胡汤。"《金匮要略·妇人产后病》载："产妇郁冒……大便坚，呕不能食，小柴胡汤主之。"《伤寒论》229 条曰："阳明病，发潮热，大便溏，小便自可，胸胁满不去者，与小柴胡汤。"可见大便干或稀均有使用小柴胡汤的机会。另外，三阳并病，治从少阳，用小柴胡汤，应是定法，也从另一个角度，拓展了小柴胡汤的方证内涵（见 99 条）。

【方证要点】

本方证六经归属少阳病证。

常见：柴胡四症——往来寒热、胸胁苦满、默默不欲饮食、心烦喜呕；少阳病提纲证——口苦、咽干、目眩。

可见：或然症——口渴，腹中痛，胁下痞硬，心下悸，小便不利，咳嗽；少阳病脉症——耳聋，目赤，头痛，脉弦细；其他脉症——四肢烦热，脉浮细。

【临证发挥】

经方大家梅国强教授认为，本方"外证得之，重在和解少阳，疏散邪热；内证得之，疏利三焦，调达上下，宣通内外，运转枢机"。故本方可广泛应用于男科临床，如泌尿生殖系感染（前列腺炎、睾丸炎、精囊炎、附睾炎、乳糜尿等）、排尿障碍（遗尿等）、性功能障碍（阳痿、不射精、逆行射精等）等均有运用小柴胡汤的机会，如冯世纶教授擅用小柴胡汤加生石膏（45～90g）治疗睾丸炎，疗效显著。另外，睾丸疼痛加川楝子、橘核；阳痿加枳实、白芍；不射精加麻黄；逆行射精加蜈蚣、路路通；遗尿加茯苓；盆腔疼痛加当归芍药散或桂枝茯苓丸。

（二）验案举隅

1. 小柴胡加夏海百牡汤证

【睾丸结核不育案】

耿某，男，36 岁，1972 年 5 月 2 日初诊。

主诉：不育 10 年。

婚后 10 年不育，第一次结婚 6 年未育，第二次结婚 4 年未育。经检查为左侧附睾结核，系统抗结核治疗 1 年多不效。患者为消防教官，身体魁梧，面色红润，唯头发黑白间半，自感无特殊不适，唯有时口苦咽干，或胸闷太息，苔白根腻，脉细弦。左侧睾丸上方有蚕豆大肿块，质硬。

辨证：六经为少阳阳明合病，辨方证为小柴胡加夏海百牡汤证。

处方：柴胡 12g，黄芩 10g，党参 10g，半夏 12g，大枣 4 枚，生姜 15g，夏枯草 15g，海藻 15g，百部 10g，生牡蛎 15g，炙甘草 3g。

上药煎汤服，约两个月，胸闷、口苦已不明显，睾丸肿块稍减，改服自制内消丸（吴茱萸、山茱萸、马兰花、陈皮、白蒺藜、桃仁、延胡索、川楝子、黑丑、牡蛎、肉桂、小茴香、青皮各 15g，硼砂 10g，共研细末），用夏枯草膏 150g 合成为丸，如绿豆大，每次 30 粒，一日 3 次，空心白水送服。服两月，肿块变小变软，服 6 个月后已摸不清楚，8 个月后告知其妻已怀孕，后连生两女。

按：根据病史分析，抗结核治疗 1 年，药物对生精功能的影响不可忽视；患者仅为左侧附睾扪及结核肿块，说明右侧尚不严重，尚有治愈之希望。冯老认为，案中口苦咽干、胸闷太息、脉细弦，均为小柴胡汤主证，为少阳郁热所致；由于病情久延不愈，加上附睾局部有肿块，应兼有阳明痰热瘀阻。故本案辨六经为少阳阳明合病，辨方证为小柴胡加夏海百牡汤证。加夏枯草、海藻、百部、生牡蛎，化痰散结，兼清阳明里热。另外配合内消丸理气活血、化痰散结，对于局部肿块的消除，具有较好的作用。

（冯世纶医案）

2. 小柴胡合五苓散加石膏汤证

【急性睾丸炎案】

董某，37 岁，2015 年 5 月 11 日初诊。

主诉：睾丸肿热 3 周。

有慢性前列腺炎病史，近 3 周来左侧睾丸肿热，西医输液治疗无效。

刻诊：伴会阴坠胀，腰酸疼，口干、早晚苦，饮多，纳可，手干热，不易汗，大便可，尿频，尿不尽，尿等待，夜尿 1 次。苔白腻，脉细弦。

辨证：案中口苦、饮多、手干热、脉细弦，为少阳郁热，合小柴胡汤证；会阴坠胀、腰酸疼、尿频、尿不尽、尿等待、口干、苔白腻，为外寒内饮，合五苓散证。

六经辨证为太阳阳明少阳太阴合病，辨方证为小柴胡合五苓散加石膏汤证。加石膏清阳明里热，重在解凝，即解除因热而形成的凝结，具体表现为局部的红肿热痛，即本案的"睾丸肿热"。

处方：柴胡 12g，黄芩 10g，姜半夏 15g，党参 10g，炙甘草 6g，桂枝 10g，茯苓 12g，猪苓 10g，苍术 10g，泽泻 12g，生石膏 45g，生姜 3 片，大枣 4 枚。

结果：2015 年 7 月 20 日来诊告知服 3 剂已。

按：冯老认为，对于局部组织的炎症（六经辨证属少阳病者，或近年来黄煌教授提出的腮腺-甲状腺-乳腺-睾丸之所谓"柴胡带"者），可参考胡希恕先生的经验，用小柴胡汤加生石膏。如急性化脓性扁桃体炎常用小柴胡汤加生石膏、蒲公英、桔梗等；急慢性睾丸肿大常用小柴胡汤加生石膏、陈皮、生薏苡仁等。

（冯世纶医案）

3. 小柴胡合五苓散合赤小豆当归散加石膏汤证

【急性睾丸炎案】

吴某，男，40岁，2014年3月7日初诊。

主诉：左睾丸肿痛三四天。

刻诊：昨晚出现发热，恶寒，汗出后好转，白天尿频（10余次），夜尿3～4次，恶心，口干不明显，腨酸，右手凉，苔白腻厚浮黄，脉细弦。

辨证：六经辨证为太阳阳明少阳太阴合病，辨方证为小柴胡合五苓散合赤小豆当归散加石膏汤证。

处方：柴胡24g，黄芩10g，清半夏15g，党参10g，炙甘草6g，生姜3片，大枣4枚，桂枝10g，茯苓12g，猪苓10g，泽泻12g，苍术10g，生石膏45g，赤小豆15g，当归10g。

上药6剂，每日1剂，水煎，早晚饭后温服。

复诊（3月13日）：烧已，睾丸肿痛减，口中和，夜尿无，无汗出，恶心，苔白腻，脉细。

辨证：六经辨证为少阳阳明太阴合病，辨方证为小柴胡合赤小豆当归散加吴茱萸石膏汤证。

处方：柴胡12g，黄芩10g，清半夏15g，党参10g，炙甘草6g，生姜3片，大枣4枚，赤小豆15g，当归10g，吴茱萸10g，生石膏45g。

上药7剂，服法同上。

三诊（3月21日）：上方服后，诸症除。

按：冯老认为，案中发热、恶心、脉细弦，属小柴胡汤证（《伤寒论》第379条"呕而发热者，小柴胡汤主之"）；腨酸、右手凉、苔白腻厚浮黄，外寒内饮，饮郁化热，为五苓散证。故六经辨证为太阳阳明少阳太阴合病，辨方证为小柴胡合五苓散合赤小豆当归散加石膏汤证。因有发烧、恶寒，表证明显，里热也重，故需重用柴胡解热；加赤小豆当归散利湿活血、排脓排毒；加石膏解凝，并清阳明里热。二诊，诸症减轻，表证已去，恶心依旧，考虑太阴虚寒偏重，上方去五苓散，加吴茱萸温中下气止呕。

（冯世纶医案）

小建中汤类方证 >>>

（一）小建中汤方证解读

桂枝三两（去皮），甘草二两（炙），大枣十二枚（擘），芍药六两，生姜三两（切），胶饴一升。

上六味，以水七升，煮取三升，去滓，内饴，更上微火消解，温服一升，日三服。呕家不可用建中汤，以甜故也。

【方解】

本方乃桂枝汤倍芍药加饴糖而成。饴糖甘温质润、温中补虚、和里缓急；芍药酸甘、养血和营、缓急止痛。故里急腹痛是本方的主症。另外，本方的基础是桂枝汤，又可治疗虚人外感，是甘温除热的代表方。

【仲景书原文解读】

《伤寒论》第 100 条："伤寒，阳脉涩，阴脉弦，法当腹中急痛，先与小建中汤，不瘥者，小柴胡汤主之。"

《伤寒论》第 102 条："伤寒二三日，心中悸而烦者，小建中汤主之。"

《金匮要略·血痹虚劳病》第 13 条："虚劳里急，悸，衄，腹中痛，梦失精，四肢酸疼，手足烦热，咽干口燥，小建中汤主之。"

《金匮要略·黄疸病》第 22 条："男子黄，小便自利，当与虚劳小建中汤。"

《金匮要略·妇人杂病》第 18 条："妇人腹中痛，小建中汤主之。"

解读： 本方证乃里虚寒营卫不足于外，属太阳太阴合病。里虚寒故见里急腹中痛、梦失精；血虚表不解，故心悸心烦；四肢酸疼，桂枝证仍在；衄、手足烦热、咽干口燥，乃津虚内热。

【方证要点】

本方证六经归属太阳太阴合病证。

常见：桂枝汤证又见腹中急痛，或心悸而不呕者。

可见：少腹拘紧或会阴隐痛（时轻时重、时多时少），汗出，畏寒，纳少，小便自利，或有心烦、齿蚪、梦遗、四肢酸疼、手足烦热、咽干口燥，浮取脉涩、沉取脉弦。

【临证发挥】

凡里虚寒营卫不足引起的慢性前列腺炎、阳痿、早泄、不射精、遗精、不育症、遗尿等，均可用本方治疗。对于盆腔疼痛为主的，可加乌药、川楝子、小茴香、五灵脂、吴茱萸等。对于实热性腹痛者忌用本方。另外，本方与桂枝加龙骨牡蛎汤、肾气丸均有"里急、腹中痛""少腹弦急""少腹拘急"等类似症状，临证当注意鉴别运用。

（二）验案举隅

1. 小建中汤加淮小麦汤证

【早泄案】

李某，男，25 岁，2011 年 5 月 3 日初诊。

主诉：早泄半年余。

近半年多来同房时射精过早，1～2 分钟，同房时常有小腹抽紧感，同时伴有心悸。平时动则汗多，怕冷，空腹时也常有心悸不适感。

刻诊：诸症如上述，舌淡，苔白，脉右关浮弱，左关浮弦。

辨证：辨六经属太阳太阴合病，辨方证为小建中汤加淮小麦证。

处方：桂枝 9g，白芍 18g，生姜 9g，大枣 6 枚，炙甘草 6g，饴糖 30g，淮小麦 30g。

7 剂，每日 1 剂，水煎，早晚饭后温服。

复诊（5 月 12 日）：汗多、怕冷、空腹时心悸等明显好转，性生活 2～3 分钟，不太满意。舌淡，苔白，脉右关细弱，左关小弦。上方加量。

处方：桂枝 12g，白芍 24g，生姜 9g，大枣 12 枚，炙甘草 9g，饴糖 50g，淮小麦 60g。

7 剂，服法同上。

三诊（5 月 21 日）：性生活 5～10 分钟，余症消失，效果满意。

上方 7 剂，服法同上，巩固疗效。

按： 案中汗多、怕冷，乃太阳桂枝证；心悸、小腹抽紧、脉浮弦，乃津伤里虚寒兼有外寒内饮。故辨六经属太阳太阴合病，辨方证为小建中汤加淮小麦汤证，加淮小麦安神定悸。二诊加大剂量，提高疗效。可见，量效对应也是方证对应的内容之一。

（谢作钢医案）

薏苡附子败酱散类方证

（一）薏苡附子败酱散方证解读

薏苡附子败酱散方：薏苡六十分，附子二分，败酱五分。

上三味，杵为末，取方寸匕，以水二升，煎减半，顿服。小便当下。

【方解】

方中薏苡仁解凝排脓，利湿消肿；败酱草清热解毒，祛瘀排脓；稍加附子扶正，振瘀滞之气，有助于排脓。日人丹波元坚在《金匮玉函要略述义》中提道："大黄牡丹皮汤，肠痈逐毒之治，薏苡附子败酱散，肠痈排脓之治。"可作参考。

【仲景书原文解读】

《金匮要略·疮痈肠痈浸淫病》第 3 条："肠痈之为病，其身甲错，腹皮急，按之濡，如肿状，腹无积聚，身无热，脉数，此为腹内有痈脓，薏苡附子败酱散主之。"

解读：本方证需与大黄牡丹皮汤证对照着看。条文中"其身甲错""腹皮急""如肿状""脉数"为阳性症状体征，乃脓肿已成、湿热瘀滞所致；"按之濡""腹无积聚""身无热"为阴性症状体征，乃脓成后正气不足、有里虚寒之证，故本方证与大黄牡丹汤证"少腹肿痞，按之即痛如淋，小便自调，时时发热"之纯属阳明里热不同，当属太阴阳明合病证。

【方证要点】

本方证六经归属太阴阳明合病证。

常见：肠痈腹痛，皮肤甲错，或皮肤肿痒流黄水者。

可见：肠痈脓已成，身无热，腹皮急，按之濡，如肿状，腹无积聚，脉数。

【临证发挥】

本方有清热解毒、排脓祛瘀、扶助阳气的作用，适用于病机属湿热蕴结、气血瘀滞而兼有阳气不足的一类病证。阳虚或来自疾病迁延消耗，即慢性阑尾炎，或素体脾肾阳虚如老年性阑尾炎。男科慢性前列腺炎、慢性附睾炎、阴囊脓肿等也可当作内痈治疗，常见小腹重坠不适，平素怕冷，证属湿热瘀滞、阳气不足者，可用此方加味治疗。瘀血偏重可合桂枝茯苓丸、抵当汤；瘀热偏重可合桃核承气汤、大黄牡丹汤；湿邪偏重可合五苓散；湿热偏重可合当归贝母苦参丸、白头翁汤；肝胆瘀滞可合大柴胡汤。

（二）验案举隅

1. 薏苡附子败酱散合赤小豆当归散证

【生殖器疱疹案】

符某，男，21 岁，2002 年 5 月 20 日初诊。

主诉：阴茎、阴囊疱疹反复发作 1 年余，近 1 周加重。

曾用西药阿奇霉素、阿昔洛韦等，疗效不明显；中药以清热解毒、利湿活血等治疗，结果也不满意。症状时轻时重。疱疹散在于阴茎根部、龟头、阴囊上部，多为米粒大红肿，单个或两三个成堆，有的结痂，有时疼痛或痒。小便如常，口干，纳可，大便日一行。苔白根腻，脉细。

辨证：辨六经为阳明太阴合病，辨方证为薏苡附子败酱散合赤小豆当归散证。

处方：生薏苡仁 30g，败酱草 30g，川附子 10g，赤小豆 15g，当归 10g。

7 剂，每日 1 剂，水煎，早晚饭后温服。同时用苦参 90g、枯矾 15g、蛇床子 30g，煎汤坐浴。

复诊（6 月 15 日）：上药经 1 周治疗疱疹明显减少，但近 1 周又反复。治疗仍用上方，坐浴药增加百部 30g。1 个月后来电话，未再复发。

按：生殖器疱疹属病毒性感染，极难根治。冯老认为，本案疱疹反复发作 1 年有余，可见正气已虚，加之前医已用清热解毒、利湿活血之法罔效，说明本病绝非湿热瘀毒纯阳之证。参之"苔白根腻、脉细"病及太阴；口干，应属阳明。故本案辨六经为阳明太阴合病，辨方证为薏苡附子败酱散合赤小豆当归散证。薏苡附子败酱散主治肠痈脓已成，此处移治慢性皮肤疡脓，有异曲同工之妙；赤小豆当归散主治狐惑病"脉数，无热……脓已成者"，也可治"诸疮有痛脓恶血者"。

（冯世纶医案）

2. 薏苡附子败酱散合桂枝茯苓丸合当归贝母苦参丸加土茯苓菖蒲白芷山甲汤证

【慢性前列腺炎案】

吴某，男，33 岁，2009 年 8 月 7 日初诊。

主诉： 尿频余沥不尽两年余，伴会阴部胀痛、勃起不坚半年余。

两年前出现尿频，白天十余次，夜间 5～6 次，尿末总是余沥不尽，给生活和工作带来了极大的不便。半年来，又出现会阴部胀痛，甚为痛苦；临房时举而不坚，或不久即软，影响了夫妻生活，甚为苦恼。西医做过前列腺液常规检查和细菌培养，确诊为慢性细菌性前列腺炎（Ⅱ型），予左旋氧氟沙星治疗，初期有效，继续服用则出现耐药，只好放弃治疗，故求治。

刻诊： 诸症如上述，察之精神萎靡，面色晦暗；睡眠可，胃纳正常，大便调；舌质淡，苔黄腻，脉沉；直肠指诊：前列腺质地软硬不均，扪之表面不光滑，压痛（+）；理化检查：尿常规正常范围；前列腺液常规检查：卵磷脂小体少许，白细胞 +++/HP；前列腺液微生物培养：金黄色葡萄球菌生长，支原体（-），衣原体（-）；B 超：前列腺略大，局部回声增粗。

辨证： 辨六经为太阳阳明太阴合病，辨方证为薏苡附子败酱散合桂枝茯苓丸合当归贝母苦参丸加土茯苓菖蒲白芷山甲汤证。

处方： 薏苡仁 30g，炮附子 9g，败酱草 30g，桂枝 12g，茯苓 10g，桃仁 10g，赤芍 10g，牡丹皮 9g，当归 9g，浙贝母 20g，苦参 10g，土茯苓 30g，石菖蒲 10g，白芷 10g，穿山甲 10g。

7 剂，每日 1 剂，水煎，早晚饭后温服，禁酒，忌辛辣刺激之品。嘱其房事要有规律，每周 1～2 次；不宜久坐或长途骑车。

复诊（8 月 14 日）： 服上药后，尿频减轻，白天 7～8 次，夜间 3～4 次，余症好转。舌淡，苔白略腻，脉沉。前列腺液常规：卵磷脂小体 +/HP，白细胞 +++/HP。

诸症好转，但前列腺液中白细胞尚多，此乃湿热已化，但余毒未清。

上方加马齿苋，加强清热解毒之效，《本草正义》谓马齿苋"最善解痈肿热毒"。

处方： 薏苡仁 30g，炮附子 9g，败酱草 30g，桂枝 12g，茯苓 10g，桃仁 10g，赤芍 10g，牡丹皮 9g，当归 9g，苦参 10g，浙贝母 20g，石菖蒲 10g，土茯苓 30g，白芷 10g，穿山甲 10g，马齿苋 30g。

7 剂，医嘱同上。

三诊（8 月 24 日）： 服上药后，白天小便 5～6 次，夜间 1～2 次，余沥不尽尚有，会阴部尚有胀痛，晨勃增加。前列腺液常规：卵磷脂小体 ++/HP，白细胞 +/HP。

尿频明显减轻，但有余沥不尽，尚有局部疼痛症状，予上方加乌药温阳理气，以改善小便余沥不尽和会阴部胀痛症状。

处方：薏苡仁 30g，炮附子 9g，败酱草 30g，桂枝 12g，茯苓 10g，桃仁 10g，赤芍 10g，牡丹皮 9g，当归 9g，苦参 10g，浙贝母 20g，石菖蒲 10g，土茯苓 30g，白芷 10g，穿山甲 10g，马齿苋 30g，乌药 12g。

7 剂，医嘱同上。

四诊（8 月 31 日）：服上药后，小便已正常，勃起功能恢复，余症消失。前列腺液常规：卵磷脂小体 +++/HP，白细胞 3～5/HP。前列腺液普通细菌培养：无细菌生长。

予上方 7 剂继服，巩固治疗，将息同上。

3 周后随访，小便正常，无其他不适症状。前列腺液常规：卵磷脂小体 +++/HP，白细胞 1～3/HP。前列腺液普通细菌培养：无细菌生长。

至此，病已治愈。

按：从理论上讲，慢性细菌性前列腺炎用抗生素是可以治愈的，但由于前列腺外层有包膜包裹，长期慢性炎症使前列腺组织血运发生改变，以及前列腺组织有特殊的药物动力学要求等原因，抗生素往往难以进入前列腺组织内，所以单用抗生素治疗，效果也并不理想，而且容易复发。目前研究证实，慢性前列腺炎与免疫功能的异常有很大的关系。因此，从改善前列腺组织局部血运和调节免疫功能着手，中药治疗慢性前列腺炎是很有希望的。本病乃中医之"精浊"，初期多为湿热，久之则瘀阻，迁延不愈终至肾虚。本案精神萎靡、面色晦暗、尿频、余沥不尽、会阴胀痛、脉沉，为外寒内饮，属太阳太阴合病；苔黄腻属阳明内热夹湿；勃起不坚、前列腺扪之质地软硬不均、表面不光滑，属瘀血内阻。可见阳虚与湿热同在，瘀血与湿浊交织，法当温阳、解毒、祛瘀、排浊，为薏苡附子败酱散合桂枝茯苓丸合当归贝母苦参丸证，本案另加石菖蒲、土茯苓、白芷、穿山甲以加强通窍排浊之效，以保证前列腺腺管通畅，加快炎症吸收，故取效尤捷。

（谢作钢医案）

3. 薏苡附子败酱散加银花冬藤甘草公英瓜子白芷贝母汤证

【尿道旁腺囊肿案】

吴某，男，36 岁，2011 年 2 月 11 日初诊。

主诉：尿痛伴尿道口滴白半月余。

半月余前出现尿痛，尿道口灼热不适，并发现裤裆里有分泌物，经检查诊断为尿道旁腺囊肿，予抗生素治疗无效。因不想手术治疗，遂求中医诊治。

刻诊：诸病如上述，胃纳正常，大便常；舌质淡，苔薄黄，脉小弦；体检：尿道口充血，尿道外口有一米粒大小囊状物，挤压后有白色分泌物流出。

辨证：辨六经为太阴阳明合病，辨方证为薏苡附子败酱散加银花冬藤甘草公英瓜子白芷贝母汤证。

处方：制附片 6g，薏苡仁 30g，败酱草 15g，金银花 15g，忍冬藤 30g，甘草 8g，蒲公英 30g，冬瓜子 12g，白芷 9g，浙贝母 15g。

7 剂，每日 1 剂，水煎，早晚饭后温服，禁辛辣刺激之品。嘱禁止房事。

复诊（2 月 18 日）：服药后，尿痛消失，尿道口滴白减少；舌质淡，苔薄黄，脉小弦；体检：尿道口稍充血，尿道外口囊状物减小，挤压之，分泌物也减少。

效不更方，予上方加白头翁，加强清热解毒。

处方：制附片 6g，薏苡仁 30g，败酱草 15g，金银花 15g，忍冬藤 30g，甘草 8g，蒲公英 30g，冬瓜子 12g，白芷 9g，浙贝母 15g，白头翁 20g。

7 剂，调护同上。

三诊（2 月 25 日）：服上药后，诸症消失，舌质淡，苔薄白，脉小弦；体检：尿道口无充血，尿道外口囊状物未见，挤压也无分泌物流出。

予上方 7 剂，巩固疗效，调护同上。

按：尿道旁腺囊肿，抗生素疗效不好，一般多采用手术切除。本案尿道口肿痛长期不愈，并时有尿道口滴白，为太阴阳明合病，乃正虚不能抗邪于外，湿热瘀阻于尿道口所致，法当清热解毒，扶阳托毒。故本案辨六经为太阴阳明合病，辨方证为薏苡附子败酱散加银花冬藤甘草公英瓜子白芷贝母汤证。加金银花、蒲公英、白头翁以加强败酱草清热解毒之功；忍冬藤乃增添薏苡仁通络之效；冬瓜子、浙贝母、白芷为排脓消肿之用；甘草清热解毒，调中。诸药合用共奏清热解毒、扶阳托毒、排脓消肿之功。方证相应，疗效满意。

（谢作钢医案）

猪苓汤类方证 >>>

（一）猪苓汤方证解读

猪苓（去皮）、茯苓、泽泻、阿胶、滑石（碎）各一两。

上五味，以水四升，先煮四味，取二升，去滓，内阿胶烊消，温服七合，日三服。

【方解】

方中猪苓、茯苓、泽泻甘淡，渗湿利水；滑石甘寒，清热利水，滑窍通淋；阿胶甘咸，养血滋阴。诸药合用，利水而不伤阴，滋阴而不留邪，共奏水利、热清、阴复之效。

【仲景书原文解读】

《伤寒论》第 223 条："若脉浮发热，渴欲饮水，小便不利者，猪苓汤主之。"

《伤寒论》第 224 条："阳明病，汗出多而渴者，不可与猪苓汤。以汗多胃中燥，猪苓汤复利其小便故也。"

《伤寒论》第 319 条："少阴病，下利六七日，咳而呕渴，心烦不得眠者，猪苓汤主之。"

《金匮要略·脏腑经络先后病》第 17 条："夫诸病在脏欲攻之，当随其所得而攻之，如渴者，与猪苓汤。余皆仿此。"

解读： 冯世纶教授认为，猪苓汤证的病机特点是病久津血阴液虚而水湿盛，湿热互结，导致脉浮发热、渴欲饮水、小便不利；由于津液已虚，故汗出多而渴者，不可与猪苓汤，以防津液更虚（可与白虎加人参汤）；由于小便不利，水谷不别，故下利；咳而呕渴、心烦不得眠均是湿热上犯所致。治疗唯有用甘淡渗湿、养血生津之法，才能使邪去正复。可见，猪苓汤属于利尿解热之法，即"随其所得而攻之"之法。

按： 《伤寒论》第 319 条之所以冠以"少阴病"，不外证候有似少阴、太阴的并病，示人以鉴别之意。《伤寒论》第 319 条少阳病四逆散证冠之以"少阴病"，也是这个意思。

【方证要点】

本方证六经归属阳明病证。

常见：小便不利，或淋痛、尿血而渴欲饮水者。

可见：尿频，尿急，或尿闭，心烦不寐，舌质红，苔薄黄少津，脉浮或细数。

【临证发挥】

猪苓汤是治疗以尿频、尿急、尿痛为特征的尿路感染（尿道炎、膀胱炎、肾盂肾炎）、尿路结石、肾积水、前列腺炎、前列腺增生症、精囊炎、膀胱术后的尿血、盆腔肿瘤放疗后的膀胱炎等泌尿生殖系疾病的常用方。胡希恕先生常用本方加生薏苡仁30g，大黄1～3g，旨在清热利湿、祛瘀排脓，有助于炎症消除。另外，如小便涩痛者可加当归、赤小豆，或加生甘草；心烦舌红者，加栀子。方证鉴别，本方与五苓散比较，方证极为相似，均有"发热、口渴、脉浮、小便不利"等，但两者病机及辨证显然不同，前者津伤饮停，属阳明病，多见口干思饮，且汗多不可用；后者外邪内饮，属太阳太阴阳明合病，尚见恶寒、汗出、身疼、或腰痛，多见口干不思饮。本方与当归芍药散相比，同为治疗血虚水盛之方，但本方利水有余而养血不足。

（二）验案举隅

1. 猪苓汤加薏苡仁蒲黄血余炭汤证

【慢性前列腺炎案】

王某，男，26岁，2010年4月8日初诊。

主诉：间断尿急、尿痛2年。

近1周来，尿急、尿痛明显，伴会阴痛，耻骨左侧疼痛，阴囊及尿道根部疼痛，口干喜饮，头晕，腰酸，手足热，苔白腻，脉弦滑。

辨证：辨六经属阳明湿热夹瘀病，辨方证属猪苓汤加薏苡仁蒲黄血余炭汤证。

处方：猪苓10g，泽泻10g，茯苓12g，阿胶珠10g（烊冲），生薏苡仁30g，滑石15g，炒蒲黄10g，血余炭10g。

7剂，每日1剂，水煎，早晚饭后温服。

2010年4月29日因咳嗽来诊：上药服7剂，证已。

按：冯老认为，案中尿急、尿痛、口干喜饮、头晕、手足热，属阳明里热；因口干喜饮，合猪苓汤证；会阴痛、耻骨痛、阴囊及尿道根部疼痛、苔腻等属于湿热瘀阻。故本案辨六经属阳明湿热夹瘀病，辨方证属猪苓汤加薏苡仁蒲黄血余炭汤证。猪苓汤利饮解热，加生薏苡仁、炒蒲黄、血余炭利湿化瘀排油。

（冯世纶医案）

2. 猪苓汤合赤小豆当归散加苍术生薏苡仁汤证

【慢性前列腺炎案】

王某，男，45 岁，2012 年 12 月 7 日初诊。

主诉：阴囊潮湿刺痒 6 年余。

尿频，夜尿 3～4 次，时有灼热感，口干喜饮，汗出不多，头不疼，微腰酸，晨起口干厉害，纳可，大便原来日 2～3 行，现日一行，服他药改善不明显。前列腺液常规检查：卵磷脂小体 ++/HP，白细胞 3～5/HP。解脲脲原体培养（+），衣原体（−）。苔白，脉弦滑细。

辨证：辨六经属阳明太阴合病，辨方证属猪苓汤合赤小豆当归散加苍术生薏苡仁汤证。

处方：猪苓 10g，茯苓 12g，泽泻 12g，苍术 10g，滑石块 15g，阿胶珠 10g（烊冲），生薏苡仁 30g，赤小豆 15g，当归 10g。

上药 14 剂，每日 1 剂，水煎，早晚饭后温服。

复诊（12 月 21 日）：尿灼热消失，夜尿 1～2 次，余症减轻。

予上方 7 剂，服法同上，巩固疗效，并建议复查解脲脲原体，如有转阴可以停药。

按：冯老认为，案中阴囊潮湿刺痒、夜尿频多、尿灼热、口干喜饮，属于阳明里热合太阴夹湿；因口干喜饮，合猪苓汤证；因阴囊潮湿刺痒，合赤小豆当归散证。故本案辨六经属阳明太阴合病，辨方证属猪苓汤合赤小豆当归散加苍术生薏苡仁汤证。加赤小豆当归散、苍术、生薏苡仁，活血利湿。

（冯世纶医案）

3. 猪苓汤去茯苓合赤小豆当归散加生白术生薏苡仁生大黄生甘草汤证

【慢性前列腺炎案】

史某，男，40 岁，2012 年 10 月 11 日初诊。

主诉：尿频、尿涩、尿痛两年余。

昨天加重，会阴痛，尿频、尿涩、尿痛，尿血，口干，大便干，2～3 日一行，苔白，脉细弦。

辨证：辨六经属阳明太阴合病，辨方证属猪苓汤去茯苓合赤小豆当归散加生白术生薏苡仁生大黄生甘草汤证。

处方：猪苓 10g，泽泻 18g，生白术 30g，生薏苡仁 30g，阿胶珠 10g（烊冲），滑石块 15g，赤小豆 15g，当归 10g，生甘草 6g，生大黄 3g。

7 剂，每日 1 剂，水煎，早晚饭后温服。

复诊（11 月 1 日）：昨有尿血，今日未见，尿痛减轻，尿频，大便日一行，口干，苔白根腻，脉细弦。

大便已行，尿痛血尿减轻，仍尿频，故去滑石块、生大黄之通利，加血余炭收敛止血、化瘀利尿。

处方：猪苓 10g，泽泻 18g，生白术 30g，生薏苡仁 30g，阿胶珠 10g（烊冲），赤小豆 15g，当归 10g，生甘草 6g，血余炭 10g。

7 剂，服法同上。

三诊（11 月 15 日）：偶有尿血，尿痛减，仍有尿频，中午夜间明显，夜尿 2～5 次，口稍干，大便日 1～2 行。舌尖红，苔白，脉细数。

上方加川萆薢利湿祛浊。

处方：猪苓 10g，泽泻 18g，生白术 30g，生薏苡仁 30g，阿胶珠 10g（烊冲），赤小豆 15g，当归 10g，生甘草 6g，血余炭 10g，川萆薢 10g。

7 剂，服法同上。

四诊（11 月 29 日）：血尿未见，尿痛已，尿频减轻，夜尿 1～2 次。

上方 7 剂，服法同上，巩固疗效。

按：冯老认为，案中尿涩、尿痛、尿血、口干、大便干，属阳明津伤热盛，合猪苓汤证；会阴痛、尿频，为太阴病，合赤小豆当归散证。故本案辨六经属阳明太阴合病，辨方证为猪苓汤去茯苓合赤小豆当归散加生白术生薏苡仁生大黄生甘草汤证。因大便干，防渗利太过，故去茯苓；加生白术、生薏苡仁、生大黄，既祛湿，又通大便；生大黄配当归，活血止会阴痛；加生甘草，清热解毒，存津液、缓尿痛。

（冯世纶医案）

致　谢

本书从立项、格式审查、案例修改及学术指导等多个方面，一直得到中日友好医院冯世纶教授的悉心关照，敬致衷心感谢！

感谢浙江中医药大学原校长肖鲁伟先生在百忙中对本书进行详细认真的审查，提出许多重要、关键的修改意见！并为本书作序。

感谢中国中医药出版社刘观涛编辑对本书的学术指导！

感谢陶有强、陈建国、鲍艳举、高建忠、季之恺、石应轩、项仁海等师兄和师弟为本书的写作提供了大量的素材与建议！并为冯老来温州学术交流提供了无私的帮助！